TRAVAIL DU LABORATOIRE DE PARASITOLOGIE

CONTRIBUTION A L'ÉTUDE

DE L'ACTION PATHOGÈNE

DE QUELQUES

VERS INTESTINAUX

DANS L'ÉTIOLOGIE ET LA PROPAGATION

DE CERTAINES MALADIES INFECTIEUSES

(Fièvre typhoïde, Dysenterie, Appendicite).

PAR

Le Dr Michel GUGLIELMI

MÉDECIN STAGIAIRE AU VAL-DE-GRACE

LYON

IMPRIMERIE R. SCHNEIDER

Anc[t] SCHNEIDER FRÈRES

Quai de l'Hôpital, 9

1905

TRAVAIL DU LABORATOIRE DE PARASITOLOGIE

CONTRIBUTION A L'ÉTUDE

DE L'ACTION PATHOGÈNE

DE QUELQUES

VERS INTESTINAUX

DANS L'ÉTIOLOGIE ET LA PROPAGATION

DE CERTAINES MALADIES INFECTIEUSES

(Fièvre typhoïde, Dysenterie, Appendicite).

DU MÊME AUTEUR

Du Mode de fixation dans l'Intestin d'un Tænia du chien
(Dypilidium caninum).

Bulletin du *Lyon médical*, p. 428-430, 10 septembre 1905.

TRAVAIL DU LABORATOIRE DE PARASITOLOGIE

CONTRIBUTION A L'ÉTUDE

DE L'ACTION PATHOGÈNE

DE QUELQUES

VERS INTESTINAUX

DANS L'ÉTIOLOGIE ET LA PROPAGATION

DE CERTAINES MALADIES INFECTIEUSES

(Fièvre typhoïde, Dysenterie, Appendicite).

PAR

Le Dr Michel GUGLIELMI
MÉDECIN STAGIAIRE AU VAL-DE-GRACE

LYON
IMPRIMERIE R. SCHNEIDER
Anc^t SCHNEIDER FRÈRES
Quai de l'Hôpital, 9

1905

A MON PÈRE

Mon premier maître, mon meilleur ami, hommage d'éternelle gratitude.

A MA MÈRE

Faible gage de tout mon dévouement et de mon inaltérable affection.

A MES FRÈRES, A MES SŒURS

A tous ceux envers qui nous avons contracté une dette de reconnaissance.

A mon Président de Thèse,

Monsieur le Professeur LORTET

Doyen de la Faculté de médecine
Membre correspondant de l'Institut
Officier de la Légion d'honneur

A Monsieur le Professeur agrégé NEVEU-LEMAIRE

A Monsieur le Professeur agrégé SAMBUC

A Monsieur EUGÈNE ÉTIENNE

Député d'Oran

Ministre de la Guerre

AVANT-PROPOS

Nous ne saurions trouver des paroles assez vives pour exprimer notre gratitude à M. le professeur Lortet. Il y a deux ans, il nous a fait l'insigne honneur de nous admettre dans son laboratoire où il n'a cessé de nous prodiguer ses conseils éclairés et de nous aider de sa haute compétence. Aujourd'hui, il veut bien nous donner une nouvelle preuve d'intérêt en présidant notre thèse inaugurale, nous procurant ainsi une joie profonde et un grand honneur dont nous lui serons à jamais reconnaissant.

Le sujet de ce travail nous fut inspiré par M. le professeur agrégé Neveu-Lemaire. La sympathie confraternelle qu'il a toujours mise à nous être utile, la bienveillance qu'il n'a cessé de nous témoigner, nous font un devoir de l'assurer de notre profonde gratitude et de notre sincère affection.

Nous ne saurions non plus oublier tout ce que nous devons à M. le professeur agrégé Sambuc; c'est en maintes circonstances que nous avons eu recours à son obligeance que nous n'avons pu parvenir à lasser. Ses encouragements, ses conseils nous ont été précieux durant les trois années que nous avons passées à Lyon. Que M. le professeur Sambuc veuille bien recevoir l'expression de notre éternelle reconnaissance.

M. le docteur Genoud, chef des travaux pratiques au laboratoire de parasitologie, nous a prêté un précieux concours pour notre travail. Que de remerciements ne lui devons-nous pas pour son affabilité de tous les instants et les conseils qu'il n'a pas cessé de nous prodiguer!

Notre gratitude va aussi à M. le professeur Doyon qui a bien voulu nous permettre de faire des recherches sur notre sujet dans son laboratoire en mettant à notre disposition tout ce dont nous avions besoin.

Du fond du cœur, merci aussi, à M. le médecin-major de première classe Niclot de l'hôpital militaire d'Oran, qui avec toute l'affabilité possible nous a cédé le résultat de ses longues et patientes recherches sur le sujet que nous traitons. Sa haute compétence en la matière, ses conseils éclairés nous ont été d'une précieuse utilité.

Durant notre séjour à Lyon, nous avons reçu chez nos cousins Mme et M. le docteur Robin, un accueil empressé. Toujours affables et bons, il nous ont fait passer chez eux des heures vraiment charmantes. Nous tenons à leur renouveler l'expression de notre sympathie la plus chaleureuse et notre plus affectueux dévouement.

Il nous reste à remercier aussi nos maîtres de la Faculté de médecine, qui n'ont cessé de nous témoigner en toutes circonstances une bienveillance digne d'un inaltérable souvenir.

INTRODUCTION

On a émis, il y a quelques années, l'hypothèse que les parasites intestinaux, pouvaient jouer un rôle dans la propagation et l'étiologie des maladies infectieuses. Mais jusqu'à présent les cliniciens semblent s'être peu intéressés à ce sujet, et sauf les cas heureux ou de hasard, de parti pris, aucune recherche n'a été entreprise dans ce sens, et par conséquent aucune solution définitive n'est encore venue résoudre le problème.

Le monde médical semble être divisé en deux camps bien tranchés : d'un côté se trouvent ceux qui font jouer aux helminthes un rôle très important dans l'étiologie des maladies infectieuses ; de l'autre, ceux qui ne croient pas à ce rôle, qui le nient complètement, mettant sur le compte du hasard ou d'une simple coïncidence les cas qui paraissaient être démonstratifs pour le premier groupe.

M. Guiart (41) (1), professeur agrégé à la Faculté de médecine de Paris, un des plus ardents défenseurs de l'idée de propagation et d'infection par les parasites, pense « *que non seulement les vers intestinaux doivent être considérés comme la cause accidentelle de la fièvre*

(1) Les chiffres placés entre parenthèses correspondent aux numéros de l'index bibliographique.

typhoïde, de l'appendicite et de la dysenterie, mais, comme le facteur étiologique le plus important. »

Il reconnaît que son idée, ainsi que la communication que fit M. Metchnikoff (52), le 12 mars 1901, sur l'étiologie de l'appendicite, à l'Académie de médecine, furent accueillies en France « par un éclat de rire général et qu'aujourd'hui encore, il faut voir le sourire de pitié des étudiants en médecine que l'on interroge sur le rôle et le diagnostic des vers intestinaux dans l'appendicite ».

Les observations sont encore peu nombreuses. Nous avons pris à cœur, durant les deux années que nous avons passées au laboratoire de parasitologie de la Faculté de médecine de Lyon, de grouper les matériaux épars, de constituer un aperçu général, un groupement, une mise en lumière des théories émises à ce sujet et d'y joindre le résultat de nos observations et recherches personnelles.

Le plan adopté pour ce travail est le suivant :

Le chapitre Ier sera réservé à l'historique de la question. On indiquera dans le chapitre II la technique à suivre pour rechercher les œufs de parasites intestinaux dans les fèces. Dans le chapitre III seront rapportées les observations. Ce chapitre sera subdivisé en cinq paragraphes. Le premier comprendra les observations ayant trait aux lésions des tuniques intestinales par les helminthes, le second, celles ayant trait au rôle des parasites intestinaux dans l'étiologie de la fièvre typhoïde, le troisième, celles concernant le rôle de ces mêmes vers dans l'étiologie de l'appendicite, le quatrième sera réservé à la dysenterie et à la diarrhée dues aux mêmes causes ; dans le cinquième, nous relaterons une série d'observations très intéressantes, dues à M. le médecin-major de première classe Niclot, de l'hôpital militaire d'Oran et concernant tous les malades morts durant un an dans son service de différentes causes, et où à l'autopsie on rechercha minutieusement dans l'intestin le trichocéphale. Dans le chapitre IV nous rendrons compte des recherches que nous avons faites sur l'anatomo-pathologie de la question.

Nous réservons le chapitre V à la discussion, qui sera basée sur la valeur des observations, sur les recherches nécropsiques et sur l'anatomo-pathologie. A la fin de ce chapitre, nous indiquerons de quelle façon il faut selon nous envisager le problème et le résoudre.

Nous poserons en dernier lieu nos conclusions.

CHAPITRE PREMIER

HISTORIQUE

A la période gréco-romaine, c'est la colère des Dieux qui est cause de toutes les épidémies.

On notait, dans les temps antiques, la présence de vers intestinaux dans le tube digestif de l'homme beaucoup plus souvent qu'à l'époque actuelle. Nous devons, sans doute, cet heureux état de choses aux progrès de l'hygiène, qui nous préserve en même temps de l'infection vermineuse et de l'infection bactérienne.

Les premiers médecins qui signalèrent les parasites intestinaux comme cause des maladies, furent les Arabes : Avicenne en l'an 1000, et Avenzoar en 1100.

Durant tout le moyen âge, la question ne fit aucun progrès, tout était en ce temps-là rapporté à des causes surnaturelles.

Plus tard, on a décrit de vraies épidémies d'ascarides, que l'on classait sous le nom de fièvre vermineuse quand il y avait de la fièvre, et sous le nom de dysenterie vermineuse lorsqu'il y avait de la diarrhée profuse.

En 1545, Forest rapporte qu'une fièvre pestilentielle fit périr les enfants les plus vigoureux de la Savoie et de certaines autres localités ; dans le cours de cette affection, les malades vomissaient une grande quantité de vers vivants et en telle abondance, qu'il y avait menace de suffocation pour certains d'entre eux.

Godronchi relate, qu'en 1602 à Imola, les lombrics formaient une complication grave dans la plupart des maladies.

Thomas Bartholin (4) rapporte le cas d'un médecin danois d'Helsingborh qui, au cours d'une dysenterie, observa dans les selles des milliers d'insectes vivants.

Bonnet en 1675, dit, que plus de six cents personnes moururent à Bauhr, en Russie, d'une fièvre épidémique, et l'on observa que toutes avaient des vers.

Selon Tresen, en l'année 1713, durant l'expédition de Finlande, des malades rendaient des vers par en haut et par en bas.

Après avoir rendu compte des maladies de l'armée anglaise durant l'expédition de Finlande, Tringle signale, en 1743, plusieurs cas de dysenterie, et note que la plupart des soldats atteints de cette maladie rendaient des vers.

Van den Boch relate une épidémie vermineuse qui sévit sur la Hollande de 1760 à 1763, et particulièrement pendant le siège de Hanau.

Van Swieten fait la même remarque pour l'armée autrichienne en 1765.

D'après Rœderer et Wagler, durant l'épidémie de fièvre muqueuse qui sévit de 1760 à 1761 à Gottinga, sur la population et sur l'armée française qui occupaient cette cité, tous les malades, sans exception, expulsaient des lombrics en grand nombre.

Lepech de la Cloture observe, en 1769 à Gros Theil, une fièvre putrido-vermineuse.

Du Bouein (20) en 1788 décrit, parmi les maladies infectieuses qui sévirent sur l'armée danoise, la dysenterie comme étant la plus universelle et la plus terrible, et signale que beaucoup de soldats avaient, en même temps des vers, qui d'après lui auraient été la cause de la maladie.

Marie (50), chirurgien militaire du commencement du siècle dernier, raconte que la cinquième partie de son régiment, cantonné à Ravennes, fut atteinte de fièvre putrido-vermineuse.

Savaresi rapporte que, durant le mois d'août 1806, l'armée française, dans les Abruzzes, fut atteinte de diarrhée grave, compliquée d'expulsion de vers.

Bomges, médecin de la grande armée en 1809, nous dit que les lombrics se sont fréquemment montrés durant les maladies des soldats cantonnés à Brombey (Pologne).

Il ne faut pas nous étonner alors si, dans le cours du XVIIIe siècle et au début du XIXe, les médecins en arrivent à faire des parasites intestinaux la cause de toutes les maladies épidémiques et à admettre des affections vermineuses même sans vers.

Fortassin (28) va même jusqu'à dire qu'il n'y a pas une maladie qui ne puisse être provoquée par ces animaux, et il les considère comme la cause des affections du cerveau, des ophtalmies, des maladies de poitrine, des vomissements, nausées, éructations, gangrènes, paralysies, etc.

Plus tard la réaction vint, la théorie parasitaire fut complètement délaissée, et malgré Kischer, qui écrivait que la pourriture était le fait d'une multitude de petits animalcules, le plus souvent invisibles, mais que le microscope récemment découvert permettait de reconnaître ; malgré Udmann, Backer, Hauptmann, Ziegler, Antnes de Susistanus, qui tous admettaient dans nos tissus l'existence de vers invisibles, on oublia, sous l'influence de la pathologie cellulaire de Virchow, les méfaits que jadis pouvaient causer les vers. On ne rencontre plus que des incrédules pour cette dernière théorie, et Raspail lui-même eut beau, en plus des vers intestinaux, appeler à son aide toute la pléiade des infiniment petits, des infusoires, rien n'y fit. Et il faillit en être de même pour Pasteur, quelque trente ans plus tard, mais ce dernier eut la chance de sortir victorieux de la lutte et « dès que les parasites microscopiques de Raspail eurent été baptisés du nom de microbes, on admit qu'ils pouvaient être la cause de toutes les maladies ».

Grisolle (38), en 1862, s'était élevé contre ce scepticisme sur les méfaits attribués aux vers : « Est-il raisonnable, écrivait-il, d'admettre, avec quelques personnes graves, que les lombrics ne déterminent jamais d'accident fâcheux ? Cette opinion, vers laquelle penchent quelques modernes, nous semble aussi erronée, que celle, qui avait généralement cours dans la science, pendant le siècle dernier, et qui consistait à regarder les vers intestinaux comme capables de produire tous les cas morbides, depuis les plus légers jusqu'aux plus graves. »

Actuellement, même malgré les travaux récents et l'autorité incontestée d'helminthologistes, tels que MM. Blanchard, Metchnikoff, Dematteis, Mersineo, qui ont essayé d'établir que par leur présence dans l'intestin les vers peuvent non seulement donner lieu à des symptômes d'intoxication, qui en imposent pour de véritables maladies infectieuses, mais encore jouer un rôle important dans l'étiologie de ces infections elles-mêmes, par leur action pathogène sur la muqueuse du conduit intestinal ; les traités classiques, tel que celui de MM. Charcot et Bouchard, parlant de ces accidents, sont empreints de doute et d'ironie.

Néanmoins, dans ces dernières années, M. Laboulbène (49), dans le traité de médecine de MM. Brouardel et Gilbert, semble faire une juste part à la vérité.

Depuis, des observations et des études que nous énumérerons dans le cours des chapitres suivants, sont venues apporter leur part à l'étude du problème.

CHAPITRE II

PARTIE TECHNIQUE

Recherche des œufs des parasites intestinaux dans les matières fécales.

Le 12 mars 1901, M. Metchnikoff (52) disait à l'Académie de médecine : « En présence de la grande fréquence des vers intestinaux, il est très important dans beaucoup de cas de soumettre les matières fécales à l'examen microscopique. Celui-ci s'impose dans toutes les appendicites. »

D'un autre côté, M. Blanchard (7), dans un rapport présenté, le 18 octobre 1904, à la même société sur le rôle du trichocéphale dans l'étiologie de la fièvre typhoïde, s'exprimait ainsi : « En présence d'une entérite fébrile quelconque, avant même de savoir si le séro-diagnostic est positif et s'il faut incriminer le bacille d'Eberth, on doit instituer le plus vite possible le traitement anthelminthique, pour évacuer l'intestin, et chasser du même coup œufs, microbes, helminthes et empêcher l'auto-inoculation constante du malade. Il serait évidemment mieux de faire un examen des matières fécales et de faire varier le traitement. »

Il est donc de toute nécessité de pratiquer cet examen microscopique, et si un premier est négatif, il ne faut pas craindre d'en pratiquer un second, un troisième, car les œufs ou les larves du parasite peuvent bien échapper à l'œil une première fois. C'est d'ailleurs une chose, sinon agréable, du moins facile.

Nous empruntons les lignes qui vont suivre à l'article du docteur Genoud : « Recherches des œufs de vers dans les fèces, » paru dans le *Journal des médecins praticiens*, le 30 novembre 1904 :

« Lorsque les matières fécales à examiner sont liquides, on les place dans un verre conique et on les délaye dans une quantité d'eau suffisante pour obtenir une dilution aussi exacte que possible. Pour corriger l'odeur parfois désagréable, quelques gouttes d'acide phénique ou mieux d'essence de Mirbane, ajoutées à l'eau employée, suffisent pour que l'odorat ne soit pas trop affecté. On laisse ensuite déposer, après quoi, à l'aide d'une pipette, on prélève quelques gouttes dans les différentes couches qui se sont déposées et en particulier dans le dépôt du fond, et quand il y en a dans les flocons qui surnagent. On porte ces différents échantillons sur des lames de verre, on recouvre de lamelles et on les examine successivement au microscope.

« Si les matières sont solides, il suffit d'en dissocier une parcelle sur la lame même dans une goutte d'eau. On peut se servir pour cela d'un fil ou mieux d'une spatule de platine. Un bon moyen pour obtenir une dissociation plus parfaite est de déposer un fragment des matières à examiner sur un morceau de toile métallique fine tendue sur un verre conique. A l'aide d'un agitateur en verre, par des mouvements successifs de va-et-vient, on effectue une sorte de trituration des matières, au niveau des mailles de la toile métallique, faisant ensuite couler un peu d'eau, cette dernière entraîne dans le vase conique des matières parfaitement dissociées. On opère ensuite comme précédemment. »

Il faut répéter l'examen deux ou trois jours de suite quand le résultat est négatif pour pouvoir dire que l'intestin est dépourvu de parasites, quoique, parfois malgré l'absence de constatation d'œufs dans les selles, il se peut que des vers se trouvent dans l'intestin. C'est ce que fait remarquer M. Guiart (42), à qui le cas arriva, à l'hôpital maritime de Rochefort.

S'il existe des œufs d'helminthes, voyons en quelques lignes rapides les caractères qui permettent de les différencier les uns des autres et d'affirmer que tel ou tel appartient à tel ou tel parasite, chose importante pour le traitement.

1° *Trématodes.* — Nous passons volontairement sous silence les œufs des douves *(Fasciola hepatica, Dicrocœlium lanceatum, Opisthorchis sinensis)*, que l'on observe rarement dans l'intestin de l'homme. Nous dirons seulement un mot des œufs de bilharzie *(Schistosomum hæmatobium)*, qui peuvent se rencontrer dans le rectum, où ils arrivent après avoir perforé la muqueuse. Ces œufs, qui mesurent 135 à 160 μ de long sur 55 à 66 μ de large, se distinguent à première vue par l'éperon acéré qu'ils portent à l'un de leur pôle.

2° *Cestodes.* — Parmi les cestodes le *Tænia solium* et le *Tænia saginata* ont des œufs dont la diagnose est facile. Ceux du *Tænia solium* sont de forme ovale et globulaire d'un diamètre de 31 à 36 μ et entourés d'une membrane mince, doublant extérieurement une coque épaisse qui enclôt l'embryon ; la coque de couleur jaunâtre est striée radialement. Ceux du *Tænia sagitana* sont plus allongés, ils mesurent de 30 à 40 μ de longueur sur 33 de largeur. Ils sont presque tous entourés de leur membrane vitelline. La coque striée radialement est plus transparente que celle des œufs du *Tænia solium.*

3° *Nématodes* — Les œufs de trichocéphale *(Trichocephalus dispar)* sont de forme ovulaire, ils sont en fuseau, échancré. Dimensions de 50 à 56 μ de long, sur 24 μ de large. Leur couleur est rouge brique, ou gris de fer. Avec l'objectif 8 (Verick), on voit parfaitement bien leur enveloppe, très épaisse, brune, le protoplasma lui-même foncé, en grains, sans division blastomérique, et aux pôles de la coque deux boutons brillants, deux ergots qui paraissent remplir le rôle de bouchons obturateurs; lorsque ceux-ci ont disparu, la capsule vide, semble coupée à chacune de ses extrémités en bout de cigare.

L'Ascaris lombricoides, ver énorme par rapport au trichocéphale, a des œufs qu'on voit sous deux aspects différents. Complets, ils se présentent sous la forme de petites masses ovalaires, 75 μ sur 58 μ, de couleur brun foncé, dont la surface offre des élevures arrondies et saillantes qui lui donnent un aspect tout à fait semblable à celui d'une mûre. A un fort grossissement on

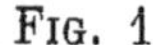

Fig. 1

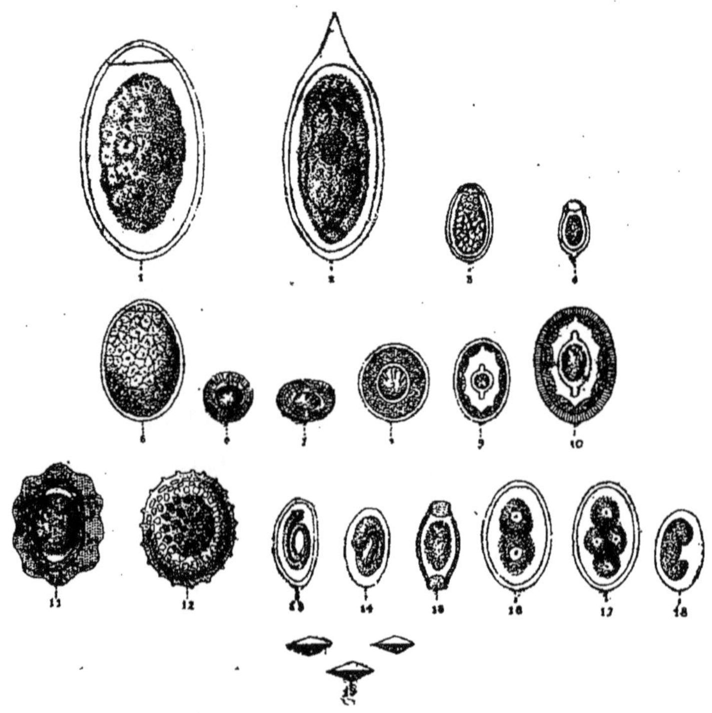

Œufs des Helminthes
pouvant se rencontrer dans les matières fécales.

Trématodes

1, *Fasciola hepatica;* 2, *Schistosomum hæmatobium* ou *Bilharzia hæmatobia;* 3, *Dicrocœlium lanceatum;* 4, *Opistorchis sinensis.*

Cestodes

5, *Bothriocephalus latus;* 6, *Tænia solium;* 7, *Tænia saginata* ou *mediocanellata;* 8, *Dipylidium caninum;* 9, *Hymenolepis murina;* 10, *Hymenolepis diminuta.*

Nématodes

11, *Ascaris lombricoides;* 12, *Ascaris canis;* 13, *Oxyurus vermicularis;* 15, *Trichocephalus trichurus;* 16 et 17, *Uncinaria duodenalis* ou *Ankylostoma duodenalis;* 14 et 18, *Strongyloides intestinalis.*

19, *Cristaux de Charcot-Robin.*

devine sous cette première enveloppe gélatineuse les contours plus fermes d'une seconde coque. Lorsque celle-ci se montre nue et débarrassée de cette couverture externe, à part ses dimensions, il ne se différencie pas facilement de l'œuf de l'ankylostome, car tous deux ont grossièrement même apparence; mais la teinte du premier est toujours plus foncée, et sa surface est inégale et parsemée de petites bosses. Il est difficile d'apercevoir le contenu de l'œuf, on n'y voit jamais de traces de segmentation, ni d'embryon.

Les œufs d'oxyure *(Oxyurus vermicularis)* sont également ovales et ont de 50 à 52 μ dans le plus grand diamètre, de 16 à 24 μ dans le plus petit. Ils n'ont qu'une seule enveloppe qui est lisse, épaisse et à double contour. Vus de face, ils sont exactement ovales ; vus de profil, ils ont un côté ventral aplati et un côté dorsal bouché, avec une extrémité céphalique plus effilée que l'autre, ce qui les fait vaguement ressembler à un haricot.

Les œufs d'ankylostome (*Uncinaria duodenalis*) ont 55 à 65 μ de long sur 35 à 40 de larges. Ils sont absolument ovales ; ils sont réfringents et leur coque n'offre pas de double contour nettement perceptible. La substance intérieure paraît plus réfringente que l'enveloppe et se modifie au fur et à mesure de l'évolution.

Le *Strongyloides intestinalis* présente des œufs ellipsoïdes, à coque lisse, réfringente, 70 μ de long sur 45 de large. Ils se segmentent rapidement dès la ponte et mettent en liberté l'embryon quelques heures après.

On pourra commencer tout d'abord par rechercher s'il n'existe pas dans les fèces de cristaux Charcot-

Robin (fig. 19), petits cristaux mesurant 40 μ de long sur 6 à 8 de large. Leur présence serait la règle dans l'uncinaria et fréquents en cas d'oxyure d'ascaris et de tænias.

Nous joignons du reste à notre travail une planche des œufs des différents vers que l'on peut rencontrer dans le tube intestinal de l'homme. Cette planche est due à l'obligeance de M. le docteur Genoud, chef des travaux pratiques de parasitologie. Nous lui renouvelons nos sincères remerciements.

CHAPITRE III

OBSERVATIONS

I. — Observations ayant trait à la perforation et aux lésions des tuniques intestinales que pourraient produire les vers intestinaux.

Observation I

Ascaris implanté dans la muqueuse intestinale. — Guiart (40), *Archives de parasitologie*, livre III, 1900, p. 77.

Il s'agit d'un dauphin capturé en 1888 par S. A. S. le prince de Monaco, aux environs des Açores, et dans l'estomac duquel se trouvait un très grand nombre d'ascaris conocephalus Krabbe. Une certaine quantité de ces parasites était fixée sur la muqueuse même de l'estomac et le bouton céphalique, profondément incrusté dans cette muqueuse, s'y était taillé une espèce de cupule assez profonde, présentant des aspérités suffisantes pour permettre à l'animal de s'y fixer solidement avec les dents. Cette cupule, quand le parasite a été extirpé, est un véritable moulage de l'extrémité céphalique de l'ascaride, elle y est assez profonde pour que la muqueuse soit sérieusement lésée en ce point. Ces lésions sont certainement identiques à celles observées par Leroux chez l'homme et par Friedberger et Fröhner chez le chien. Or, il se trouve précisément que l'armature buccale de ces ascaris conocephalus est semblable à celle de l'ascaris lumbricoides de l'homme. Il est donc très vraisemblable que ce que l'un peut faire, l'autre peut le faire également, et nous sommes en droit d'admettre que l'ascaride est parfaitement capable d'entamer la muqueuse intestinale ou du moins stomacale.

Observation II

Abcès de la paroi abdominale dû à la migration des vers intestinaux. — Pierre Sikora (71), *Presse médicale*, n° 17 (p. 130 et 131), 1er mars 1905.

Juliette T.., âgée de 63 ans et habitant un petit village de la Corrèze avait joui, jusqu'en novembre 1901, d'une santé excellente. Elle était atteinte, cependant, depuis plusieurs années, de lombricose se manifestant tous les mois et même plusieurs fois par mois, par le rejet par la bouche de véritables paquets de vers intestinaux. Cet état persistait sans accuser de phénomènes graves lorsque, vers octobre 1902, tous les accidents cessèrent sans aucune influence thérapeutique et la malade se crut spontanément guérie. Mais bientôt apparurent des troubles digestifs, légers d'abord, puis accompagnés d'une petite élévation de température le soir et d'une douleur persistante au creux épigastrique. Le médecin, consulté, ne constata pas d'amaigrissement, crut qu'il s'agissait d'une dyspepsie simple et ordonna le régime lacté.

Malgré ce traitement, l'état s'aggrave, les douleurs deviennent plus vives et en janvier 1902 apparaît, sur la ligne médiane, au-dessus de l'ombilic, une tumeur molle, arrondie, réductible, pas très douloureuse à la pression, pour laquelle un deuxième médecin, appelé, fit le diagnostic de hernie de la ligne blanche et conseilla une ceinture à pelote.

A partir de ce moment, l'état de la malade devient chaque jour et plus rapidement précaire. C'est alors au début de 1902, en mai, plus de quatre mois, par conséquent du début de la maladie, que je suis amené à l'examiner, après avoir été prévenu des différents diagnostics posés.

L'incision est pratiquée; le pus qui s'écoule laisse échapper des débris blanchâtres macérés qui, examinés à la loupe, montrent très nettement la présence de sillons en anneaux.

Observation III

Lacération des vaisseaux sanguins de l'intestin par les helminthes. — Dematteis (20), *Riforma medica*, V. IV, n° 227 (p. 75 à 77), A. XV, 1899.

Selon moi, les helminthes peuvent très bien, par leurs mouvements énergiques, aider à léser les vaisseaux de l'ulcération mise à découvert. Je veux à l'appui de ce que j'avance citer un fait.

Il s'agit d'un homme de 50 ans, atteint d'un érysipèle gangréneux, se manifestant au membre inférieur gauche, se diffusant à la cuisse, à une partie de la jambe et du pied, à la région inguinale et à la région lombaire, déterminant de vastes lambeaux de nécrose avec suppuration de tout le tissu cellulaire sous-cutané.

On constate chez ce malade des phénomènes de pyohémie très grave, avec fièvre élevée, délire, diarrhée profuse; en outre certains jours il a une forte entérorragie. Pendant ce temps le malade a rendu au milieu de ses vomissements quatre ascarides et il en élimine un peu l'anus après une cure anthelminthique. Une fois l'intestin débarrassé complètement, l'hémorragie intestinale se ralentit et enfin disparaît complètement, entre temps l'infection érysipélateuse s'arrête et la cicatrisation se fait.

Évidemment, dans ce cas, l'émigration des ascarides à travers la partie supérieure de l'appareil digestif a été sollicitée par la fièvre et l'hémorragie intestinale. De plus, cette dernière ayant cessé après l'expulsion des parasites, démontre assez clairement qu'elle était en rapport avec ces derniers qui, mécaniquement par leurs mouvements énergiques, ont pu léser les vaisseaux intestinaux, alors que la muqueuse pour nous ne se trouvait pas ulcérée, mais simplement congestionnée.

A l'encontre de ce que pense Davaine, je crois que les ascarides, stimulés par l'élévation thermique, peuvent par leurs mouvements propres, provoquer une entérorragie, spécialemeut dans les cas où les parois intestinales se trouvent déjà altérées par le processus morbide.

Observation IV

Perforation de l'intestin grêle par les ascaris. — Ginieis (31) *Recueil de médecine vétérinaire. Bulletins et Mémoires de la Société centrale de médecine vétérinaire.* T. LXXXII, n° 8 (p. 158 et 159) 30 avril 1905.

Un propriétaire m'appelle un jour au mois d'août vers 6 heures du matin, pour un poulain qu'il croit atteint d'angine.

A mon arrivée on me fournit les commémoratifs suivants: En compagnie de sa mère l'animal, à peine âgé de 6 mois, reste dans un pâturage de 3 heures de l'après-midi au lendemain matin à 5 heures. A ce moment on le rentre à l'écurie pour le préserver de la chaleur. Le jour de l'accident le poulain — bien portant et très gai la veille — est trouvé dans la prairie l'œil hagard, le corps couvert de sueur, l'oreille froide et la respiration suffocante. Ce dernier signe fait craindre au cultivateur une angine avec menace d'asphyxie.

On ramène donc le malade à l'écurie où je le trouve couché sous l'auge, haletant, sans pouls, complètement glacé. Il meurt avant qu'il soit possible de poser un diagnostic précis. Immédiatement on pratique l'autopsie.

La cavité abdominale renferme une assez grande quantité de liquide, des débris alimentaires et 50 à 60 ascaris de toutes les dimensions. A travers la séreuse, la paroi de l'intestin grêle paraît rougeâtre par endroits. En un point existe une lésion caractéristique. Tout près de la petite courbure en effet, on aperçoit un orifice du diamètre d'une pièce de 20 centimes environ assez régulièrement circulaire et dont les bords rougeâtres, un peu granuleux, saillent en relief sur les parties voisines. Dans l'ouverture, quelques ascarides restent encore engagés. Une déchirure de la séreuse et de la musculeuse part de la perforation et s'étend sur une longueur de 6 à 7 centimètres ; ses bords sont ecchymosés, c'est donc une lésion *ante mortem*. En amont et en aval de l'orifice, des ascaris agglomérés bourrent le tube digestif. Ces vers se retrouvent d'ailleurs sur toute la longueur de l'intestin grêle et s'accumulent particulièrement aux parties congestionnées. Je n'ai point compté leur nombre ; je crois néanmoins être au-dessous de la vérité en l'évaluant à plusieurs centaines.

La mort était due à la perforation intestinale. Les caractères de la lésion, l'aspect de la déchirure et de l'orifice prouvent d'une façon précise et nette la possibilité des perforations intestinales par les ascarides.

Observation V (résumée)

Rupture du duodénum chez un cheval. (Présence d'ascarides). — Desoubry (23) *Recueil de médecine vétérinaire. Bulletins et Mémoires de la société centrale de médecine vétérinaire*, T. LXXXII, n° 8 (p. 160 et 161), 30 avril 1905.

A mon avis, la rupture du duodéum n'est pas de formation récente. L'état des parois de cette cavité, déjà fibrineuses en partie, me permet de supposer qu'elle existe depuis quelques jours et que la péritonite en a été la conséquence.

Étant donné d'autre part le nombre considérable d'ascarides trouvés dans l'intestin et dans la poche formée par le décollement des feuillets mésentériques, il ne me paraît pas téméraire d'admettre que ces parasites peuvent jusqu'à un certain point être accusés d'avoir provoqué la curieuse lésion qu'il m'a été donné d'observer.

II. — Observations ayant trait à l'étiologie de la fièvre typhoïde par les parasites intestinaux.

Observation VI

Fièvre typhoïde causée par des lombrics. — Desforges-Mariel (22), *Archives médicales de Toulouse* (p. 406-418), 1898.

Malade âgé de 32 ans, vigoureux et de bonne santé habituelle, est depuis deux jours dans un état infectieux grave. Les traits du visage tirés, les yeux cernés, la sécheresse des narines, le facies hébété orientaient déjà le diagnostic vers une affection intestinale. Si nous ajoutons que la céphalée était tenace, sans être violente, l'insomnie constante, que le malade accusait enfin des bourdonnements d'oreilles, des vertiges, des douleurs à la nuque et une épistaxis la veille, tout cela en imposait pour une fièvre typhoïde, et nous recherchâmes le gargouillement dans la fosse iliaque droite, le météorisme abdominal et l'augmentation de volume de la rate. Nous arrivâmes pour tous ces signes à un résultat positif qui vint confirmer l'étude de la température qui était de 39°, le soir et le lendemain de 38°. A ce tableau clinique de la fièvre typhoïde, il manquait cependant la diarrhée et les troubles de l'appareil broncho-pulmonaire. En outre les urines ne présentaient aucune trace d'albumine, le cœur n'était pas touché. Nous continuons le régime approprié et le benzo-naphtol conseillé par notre prédécesseur.

Le lendemain, 15 août même état, nous ordonnons 0 gr. 50 de calomel et nous faisons nos préparatifs pour commencer les bains froids.

L'effet du calomel se fait attendre jusqu'à la nuit et l'entourage n'est pas peu surpris d'apercevoir un lombric dans les matières fécales rendues. Celui-ci me fut montré le lendemain, il présentait un corps cylindroïde de 0 m. 25 de long et environ 0m.005 de large, lisse, luisant, d'une teinte blanc jaunâtre aminci aux deux extrémités.

Ce jour-là, le gargouillement iléo-cæcal avait à peu près disparu, le météorisme abdominal également, quant à la température elle était de 37°8.

Le 17 août, épistaxis et expulsion de trois nouveaux lombrics plus petits que le premier de 2 à 4 centimètres. La température qui était remontée à 38°7, retombe à 37°5 après cette nouvelle expulsion. Le 18, nous prescrivons 1 gramme de semen-contra avec 0 gr. 50 de calomel.

Le 19, expulsion de quatre autres lombrics et d'une grande grande quantité d'œufs d'helminthes. Les symptômes généraux se sont amendés pendant les jours précédents et la maladie est pour ainsi dire terminée le deuxième jour où les œufs ont disparu des selles.

Observation VII

Lombrics et fièvre typhoïde. — Gaide rapportée par Kermorgant (45). *Bulletin de l'Académie de médecine*, 3e série, t. LI (p. 338), séance du 9 avril 1904.

G... Ernest, âgé de 42 ans, soldat d'infanterie coloniale, à Viétré, entre le 22 mai à l'ambulance de Sontay pour fièvre et anémie palustre. Ce militaire qui ne compte que trois mois de séjour dans la colonie, se plaint de fatigues, de céphalalgie et est en proie à la fièvre depuis trois jours. Sa température oscille entre 38° et 39° malgré un traitement quinique intensif. On songe à une fièvre typhoïde, diagnostic que confirme un examen plus attentif du malade au cinquième jour de l'hospitalisation : douleur à la pression dans les fosses iliaques, gargouillements, taches rosées lenticulaires sur l'abdomen et sur la poitrine, etc. On institue la balnéation froide qui n'empêche nullement la température de suivre sa marche ascendante pendant trois jours, de 38° à 40°6. Le 6 juin, le malade accuse des douleurs très vives au niveau de la région épigastrique, nausées, météorisme de la région sous-ombilicale, expulsion dans un effort de vomissement d'un lombric de 25 centimètres de long. Soulagement immédiat, la température baisse un peu, 40°. Le lendemain et le surlendemain expulsion d'une dizaine d'ascarides par les selles. A partir de ce moment (douzième jour de la maladie), la température suit une marche descendante, très régulière pendant cinq jours ; il y eut ensuite un septennaire caractérisé par des oscillations thermiques variant entre 38° et 39°8. Le vingt-troisième jour le thermomètre accusait 37°5, le malade entrait en convalescence.

Observation VIII

Fièvre typhoïde causée par des lombrics. — Desforges-Mériel (22). *Archives médicales de Toulouse* (p. 406 à 418), 1898.

Le malade est un petit enfant de 13 ans, pâle et chétif, employé dans une ferme du village d'Agnac, à 6 kilomètres au-dessus de Saint-Cré. Dans ce village régnait, au dire des paysans, une épidémie de fièvre typhoïde. L'enfant devenu subitement malade est ramené au bout de quatre jours dans sa famille. En outre de la saleté du corps et de la faiblesse générale, il a les traits tirés, les yeux fortement cernés, les narines et les lèvres sèches ; l'hébétude faisait de ce petit être un objet de pitié.

Le malade accuse une céphalée continue avec des points douloureux sous-orbitaires et occipitaux, de l'insommie ; la langue est fortement saburrale, rouge sur les bords, mais n'est point tremblante ; l'haleine est fétide. Enfin il existe du gargouillement iléo-cæcal, du météorisme abdominal, une légère tuméfaction splénique et de la constipation. Rien au cœur, mais aux poumons nous entendons des râles sonores et muqueux, pas de dyspnée. Les urines sont rares et contiennent des traces d'albumine. Température 39°7 le soir du 5 septembre, et 39°2 le lendemain.

Nous ne quittons pas la maison et nous administrons nous même un bain tiède progressivement refroidi suivant la technique de Bouchard. La température du malade étant de 39°, nous donnons le bain à 37° et nous l'abaissons à 31°. On reporte l'enfant dans son lit, et après avoir absorbé un grog, il s'endort. Dans la nuit, nous suppléons à l'impossibilité matérielle de donner des bains par des lotions à l'eau vinaigrée toutes les trois heures environ. Nous prescrivons quelques bouillons légers, de la limonade au citron, du lait et 15 grammes de sulfate de magnésie.

Le lendemain 6, expulsion de trois petits lombrics longs de 10 centimètres chacun. La température est le soir de 38°4. Nous ordonnons 0 gr. 50 de semen-contra et 0 gr. 20 de calomel.

Le lendemain 7, expulsion de quatre autres petits lombrics. La langue s'est dépouillée de son enduit saburral, le facies est plus éveillé et le malade demande à manger.

Nouvelle dose de semen-contra et de calomel le 8 septembre; cette fois ce sont les œufs qui se trouvent dans les matières le 9, œufs tout à faits reconnaissables. Les symptômes abdominaux ont disparu, ainsi que les phénomènes généraux.

Le 12 l'enfant est guéri.

Observation IX

Épidémie de fièvre typhoïde. — Présence de vers intestinaux chez la plupart des malades. — Casamayor, d'Oléron (12). *Presse médicale* (p. 64), 1896.

Une épidémie de fièvre typhoïde s'est abattue sur notre ville, où depuis de longues années les médecins n'en avaient vu aucun cas.

Notre clientèle seule a fourni, depuis juillet jusqu'en janvier, 77 cas de fièvre typhoïde.

Parmi ces nombreux malades, 30 ou 35 ont rejeté des vers soit par la bouche, soit par le rectum. Le fait est si fréquent que je m'empressais de m'informer de ce détail particulier toutes les fois qu'on venait me chercher pour un nouveau malade, et que les renseignements qu'on me donnait me laissaient croire à une dothiénentherie. En général, chez les sujets au-dessus de 17 ans, la période prodromique était augmentée de quelques expulsions vermineuses.

Bien entendu, je ne parle absolument que de fièvre typhoïde, car la maladie, avec ses allures habituelles et classiques sur lesquelles il me paraît inutile d'insister, épargnait ici et tuait là, après une évolution qui n'avait rien d'anormal. J'ai constaté chez mes typhiques, outre les taches, la tuméfaction splénique qui me paraît être, en l'absence de nécropsie, la signature anatomo-pathologique de l'infection par le bacille d'Eberth, dont la prédilection pour les noyaux lymphoïdes est généralement admise.

J'ai même observé un fait très évident de contagion : le jeune P..., tombe malade, il rend un énorme lombric et fait pendant 46 jours une dothiénenthérie ataxo-dynamique. Sa sœur, mariée à un gendarme, vient le soigner ; lui guéri, elle revient près de son mari, s'alite et fait une fièvre typhoïde à trente lieues de distance. Elle ne rendit pas de vers. Nous étions donc en pleine épidémie de fièvre typhoïde, mais ce qui m'étonnait, c'était la présence si fréquente des vers dans les fèces et dans les vomissements. Au début, j'étais ennuyé parfois des expulsions intempestives qui ébranlaient quelque peu mon diagnostic ; et je pensais à ces fièvres vermineuses des anciens auxquelles j'aurais cru sans le milieu épidémique dans lequel nous vivions.

D'ailleurs, les lombrics étaient expulsés sans qu'il y eut des modifications dans l'état général des malades. J'ai des courbes thermiques prises avec le plus grand soin, et je n'ai jamais constaté que la température fût plus élevée ou plus basse avant ou après la sortie des parasites. Cependant, je dois mentionner la fréquence des hémorragies intestinales, accusée surtout chez deux fillettes, dont l'une rendit en plusieurs fois 36 vers et l'autre 21.

Observation X (inédite)

Lombricose à forme typhoïde.

(Due à l'obligeance de M. le professeur Weill, de Lyon.) (173)

Miramand Marie, 14 ans 1/2, entre à la salle Saint-Ferdinand le 10 août. Très bonne santé habituelle. Réglée depuis janvier. En juillet, les règles furent suspendues et la malade commença à se porter mal ; elle était dans une place pénible et la quitta pour aller se soigner chez ses parents. Il y a quelque temps, elle se sentait mieux et voulait se replacer, quand il y a six jours, elle commença à avoir de la diarrhée. Céphalalgie surtout à la nuque. Pas d'épistaxis ni de vomissements. Actuellement douleur de ventre, qui n'est pas ballonné, gargouillements dans la fosse iliaque. Pas de taches rosées.

État général assez bon, langue humide, rouge à la pointe. Les yeux sont pourtant cernés et la figure un peu amaigrie rappelle plutôt l'aspect d'une bacillose que d'une dothiénentérie.

Sibilances dans le poumon, mais rien autre. Cœur bon : 120.

La température 39°5 le soir, est descendue à 38°8 le matin.

Le 16 août, température constamment au-dessus de 39°5. Toujours quelques sibilances dans le poumou.

Le 19, état général assez bon, la malade supporte bien ses bains.

Le 22, la température baisse en lysis ; pas de taches rosées.

Le 26, la température tombe le matin à 37°, mais elle atteint 38° et au-dessus le soir.

29 août, la température est montée hier à 38°5. Au niveau du cou, près de l'aile gauche du nez et de la commissure

labiale on trouve trois furoncles. Un peu de douleurs au ventre ; pas d'ulcération des piliers du voile.

Le 1er septembre, la température suit une marche ascendante ; la malade est abattue, elle se plaint au ventre, mais elle n'a pas de diarrhée.

A plusieurs reprises, depuis le début, la malade a fait six ascarides lombricoïdes par l'anus ; elle en a vomi un, au début vers le 15 août. Le 17, un dans les selles ; le 19, quatre à la fois ; le 21, un autre ; le 21 septembre, elle en a vomi un.

Au début, elle a été abattue, un peu somnolente, pas de délire à proprement parler.

Matité splénique : 7 centimètres. Le ventre n'est pas ballonné, mais est très sensible partout, la langue est humide, très peu blanche.

Pouls : 104 régulier, rien au cœur.

Séro-réaction de Widal ; le 3 septembre, négative.

Un ascaris avant-hier, deux hier et treize aujourd'hui en deux fois après traitement par la santonine. La température qui oscillait entre 38° et 40°, n'est montée hier qu'à 39°.

8 septembre, encore un accès fébrile hier. L'enfant grogne, pas de raideur de la nuque, pas de céphalée, pas de vomissements. Matité splénique : 9 centimètres.

Le 9, langue humide ; après lavement expulsion de deux vers.

Le 16 septembre, hier soir, cinq ascaris, ce qui fait en tout 39 vers (140 gr.). La longueur moyenne des ascaris est de 25 centimètres ; la longueur totale de 9 mètres environ. La matité splénique a à peu près disparu.

La mère de la malade raconte que jamais elle n'a eu de vers.

Le 2 octobre, elle sort en bon état. Pas de nouveaux ascarides.

Du 12 au 26, la malade a pris 56 bains.

Observation XI (inédite, résumée).

Dothiénentérie guérie après l'expulsion d'un lombric.

(Due à l'obligeance de M. le Dr Leclerc, médecin des hôpitaux).

Abel Jean, masseur, entre à la salle Saint-Bruno, lit no 22, le 22 octobre 1904.

Il est impossible d'interroger le malade, qui est dans un état de stupeur très marqué. Le début de la maladie semble remonter vers le 15 octobre.

Le diagnostic, vu cet état de prostration, entre une méningite et une fièvre typhoïde a été assez discuté. Seulement deux jours après son arrivée le malade présente tous les signes caractéristiques d'une dothiénentérie ; les taches rosées, la diarrhée, le séro-diagnostic ont mis en évidence ce diagnostic.

Le ventre est légèrement ballonné, gargouillements dans la fosse iliaque, la rate est volumineuse. Au cœur, le premier bruit n'est pas perceptible.

Le 28 octobre, le malade est toujours dans le même état de stupeur, il refuse toute espèce d'aliments; depuis deux jours on lui donne des lavements alimentaires.

Le 29, le malade rend par l'anus un ascaride lombricoïde que M. le docteur Leclerc a conservé.

Le 30, légère amélioration. on parvient à faire boire le malade, la langue néanmoins est toujours rôtie. Au cœur on perçoit le premier bruit.

Les urines présentent un léger disque d'albumine.

Depuis cette époque l'état s'améliore rapidement, l'état de stupeur disparaît.

Le 12 novembre, le malade est évacué en chirurgie pour ouverture d'un vaste abcès de la cuisse consécutif à une injection de sérum.

Ce malade a été soigné par la méthode de Brandt.

III. — Observations ayant trait à l'étiologie de l'appendicite par les parasites intestinaux.

Observation III

Appendicite à répétitions. — Opération à froid. — Ver vivant (trichocéphale mâle) dans l'appendice. — Guinart (44). *Bulletin de la Société de chirurgie*, t. XXVI (p. 1009), n° 34. 7 novembre 1900.

Une jeune femme de 25 ans m'est adressée, le mois dernier, par mon ami, le docteur Lafaille. Cette malade souffre de crises douloureuses dans la fosse iliaque droite. Elle a, tous les quinze jours ou toutes les trois semaines, une poussée nouvelle qui la met au lit pour deux ou trois jours. Contrairement à ce qui se passe habituellement dans l'appendicite chronique, elle a continuellement la diarrhée. Il n'y a pourtant aucun accident tuberculeux. Son unique frère est mort de la fièvre typhoïde au régiment. Les parents et son mari sont vivants et bien portants. Il y a un point appendiculaire douloureux à la pression, qui persiste même entre les crises et qui est des plus caractérisé.

Le 29, je pratique l'opération à froid. L'incision, sur la gaine du grand droit, me mène sur un appendice long de 0,12 cent. « en érection » derrière le cæcum. J'en résèque 0,11 cent. et demi et j'invagine le moignon dans le cæcum, sous un surjet de catgut. Je n'insiste pas sur la fin de l'opération, etc... J'incise l'appendice et j'y trouve un petit magma de mucus louche sur lequel s'agite très vivement un petit filament grisâtre que je prends à première vue pour un oxyure. J'ai donné ce vers intestinal à M. R. Blanchard, qui l'a déterminé avec sa haute compétence spéciale : « Le vers examiné est un trichocéphale mâle dont l'extrémité antérieure est brisée. »

Observation XIII

Note sur les relations qui existent entre les accidents appendiculaires des enfants et les vers intestinaux. — Oelnitz (60), *Congrès de gynécologie, d'obstétrique et de pédiatrie,* septembre 1901.

Oelnitz a examiné 21 cas d'enfants atteints d'appendicite. Parmi ces 21 cas, 3 seulement présentèrent des fèces absolument dépourvues d'œufs de trichocéphales et d'ascarides. Les autres 18 cas furent positifs et l'on constata d'une manière indubitable 1 fois la présence d'œufs d'ascarides et 17 fois le présence d'œufs de trichocéphales.

Observation XIV

Note helminthologique sur l'appendicite. — E. Metchnikoff (52). *Bulletin de l'Académie de médecine,* t. XLV, (p. 301 à 303), 1901.

Un de mes amis, médecin et bactériologiste des plus éminents, me fit part un jour, il y a de cela presque quatre ans et demi, de son inquiétude au sujet de sa fille, qui était sur le point de subir l'opération de l'appendicite. La malade, âgée de 19 ans, avait eu, dans l'espace de sept mois, dix crises appendiculaires accompagnées de douleurs au point de Mac-Burney, de constipation, quelquefois de vomissements. La dernière crise fut plus grave que les précédentes, était accompagnée de fièvre et de tremblements généraux du corps. Deux cliniciens des plus éminents confirmèrent le diagnostic d'appendicite à répétition et conseillèrent l'intervention chirurgicale. C'est alors que l'idée m'est venue de chercher si des crises appendiculaires semblables ne pourraient pas être provoquées par des vers intestinaux. Je demandai à mon ami si les matières fécales de la malade avaient été soumises à un examen microscopique. Sa réponse fut négative.

Peu de temps après, il me fit parvenir un peu de déjections de la malade. Au premier coup d'œil, on y reconnaissait des œufs d'ascarides et de trichocéphales en grand nombre. Aussitôt fut commencé le traitement vermifuge. Les premières doses de santonine amenèrent l'expulsion d'ascarides ; malgré cela, l'examen microscopique des matières fécales démontrait encore la présence de nombreux œufs de ces deux espèces de nématodes. Pour cette raison, le traitement vermifuge est recommencé à divers intervalles ; la cure dure plus de quatre mois ; elle aboutit à l'expulsion de plusieurs ascarides et à la guérison définitive de la malade. Depuis le commencement du traitement jusqu'à ce moment, c'est-à-dire depuis presque quatre mois et demi, il ne s'est plus produit une seule crise appendiculaire.

La personne en question s'est mariée ; elle fit une grossesse sans accidents (on sait que la grossesse est un facteur prédisposant aux crises appendiculaires) et accoucha d'un fils.

Dans ce cas, la guérison a suivi le traitement vermifuge institué d'après le diagnostic helminthologique et s'est produite sans aucune intervention chirurgicale.

Observation XV

Note helminthologique sur l'appendicite. — E. Metchnikoff. *Loc. cit.*

Un jeune homme de 23 ans, atteint d'appendicite à répétition, se présente au docteur Lemoine à la fin de 1896, avec les symptômes cliniques de cette maladie. A son entrée à l'hôpital, cet homme souffre de coliques sans diarrhée avec vomissements verdâtres. Il se plaint de douleurs dans la fosse iliaque droite et on constate à ce niveau un large empâtement, ainsi qu'une douleur à la pression au point de Mac-Burney.

L'examen des selles révèle des œufs de trichocéphales et

d'ascarides. Le lendemain de son entrée, le malade se trouvant dans le même état, on lui donne de la santonine et du calomel. Le soir de la même journée il rend deux ascarides. Les vomissements cessent.

Les jours suivants le malade se sent beaucoup mieux, mais l'empâtement ainsi que le point douloureux persistent encore pendant quelque temps.

Après avoir expulsé encore deux ascarides, le malade entre en pleine convalescence. Une nouvelle dose de santonine n'amène plus l'expulsion de parasites et l'examen microscopique des selles, pratiqué quelques jours plus tard, ne révêle plus la présence des œufs.

Au dire du malade, il souffrait des mêmes accidents depuis quatre ans, tous les deux ou trois mois. La mère est morte d'une maladie du même genre et sa sœur présente des antécédents semblables ; l'examen de ses selles démontra la présence d'œufs de trichocéphales et d'ascarides.

Observation XVI

Des relations de l'appendice avec les vers intestinaux. — Kirmisson (46). *Annales de médecine et de chirurgie infantile*, t. V. (p. 746), 1901.

Étant donnée la communication de M. Metchnikoff concernant l'appendicite et les vers intestinaux, j'ai prié mon interne, M. Delsmit, de poursuivre des recherches dans ce sens. Ses investigations ont porté sur les matières fécales de 21 enfants atteints d'appendicite et ont donné les résultats suivants :

3 fois seulement il y avait absence d'œufs; une fois on a trouvé des ascarides et 18 fois des œufs de trichocéphales.

A titre de comparaison, les mêmes recherches ont été faites chez de petits malades atteints, non d'appendicite, mais de fièvre typhoïde. Sur 12 enfants, 9 fois l'examen fut négatif.

Nous avons employé dans les cas qui paraissaient justiciables du traitement médical le thymol recommandé par M. Metchnikoff; nous avons donné un looch huileux à doses fractionnées, à raison de 8 à 10 fois par jour et dans ces conditions il est facilement supporté. Les résultats de cette thérapeutique ont été plutôt favorables. Nous avons vu se produire l'expulsion de quelques ascarides et cesser les crises douloureuses abdominales.

A noter que de 21 malades, un était à sa troisième crise et 6 a leur deuxième.

Observation XVII

Appendicite provoquée par un lombric. — Brun (11). *Bulletin de la Société de chirurgie*, 20 mars 1900.

Garçon de 21 ans, entre dans le service des enfants malades le 24 janvier pour une crise aiguë d'appendicite. Comme cette crise présentait les caractères évidents de l'appendicite enkystée, le traitement médical fut institué. Au bout de 48 heures la température, qui était à l'entrée de 39°6, était tombée à 36°8 pour se maintenir à ce degré.

Les signes locaux, douleur, empâtement de la région, diminuèrent progressivement, mais on sentait persister dans la fosse iliaque une tuméfaction du volume d'une noisette.

Opération le 13 mars. L'appendice trés adhérent, déformé, est séparé en deux tronçons. Cet appendice enlevé, on trouva dans un foyer de dimension d'une noix, tapissé d'une fausse membrane verdâtre, un cadavre de lombric.

Observation XVIII (Résumée)

Appendicite avec rupture de l'appendice ayant donné passage à un lombric. — Schwankhaus (70). *American Praktitionner and News*, 1er janvier 1901. *Semaine médicale*, 6 mars 1901.

Garçon de 13 ans, pris brusquement de nausées, de météo risme et de vomissements bilieux très fréquents et chez lequel Schwankhaus appelé quelques heures après l'apparition de ces symptômes, diagnostiqua une appendicite avec péritonite généralisée et occlusion intestinale.

Le jeune malade succomba au bout de vingt-quatre heures. A l'autopsie, la cavité abdominale fut trouvée pleine de pus. L'extrémité libre de l'appendice présentait une perforation, vis-à-vis de laquelle entre la masse intestinale et le péritoine, on voyait un gros lombric femelle.

L'examen le plus minutieux de l'intestin ne permit pas de découvrir aucun autre orifice, qui eût pu livrer passage à l'entozoaire.

Observation XIX

Présence de deux Trichocéphales dans l'appendice ileo-cæcal. — J. Girard (32). *Comptes rendus hebdomadaires des séances et mémoires de la Société de Biologie*, 53ᵉ année de la collection (p. 265-266), 9 mars 1901.

Une fillette de huit ans, convalescente de fièvre typhoïde et apyrétique depuis quinze jours, entre au pavillon de la diphtérie à l'hôpital des enfants malades ; elle présente une angine assez légère et une vulvite intense qui serait apparue dans le cours de sa maladie. Quatorze jours après, alors que l'angine était guérie, la fièvre s'élève, le pouls devient rapide et l'enfant accuse des douleurs abdominales vives, particulièrement du côté gauche. En même temps on constate une recrudescence de la vulvite. Les jours suivants, la température s'élève à 40°, le pouls est filiforme à 130, des vomissements apparaissent, le facies est grippé, les douleurs abdominales sont très violentes, prédominant toujours à gauche, et à ce niveau la pression arrache des cris à l'enfant, la défense musculaire est très marquée. Pas de constipation, écoulemement vaginal très abondant. Les symptômes ne faisant que s'aggraver, l'enfant est opérée d'urgence. La laparatomie médiane sous-ombilicale est pratiquée et l'on trouve un liquide séro-purulent dans la cavité péritonéale; les anses intestinales sont parfaitement vascularisées, il existe à leur surface quelques fausses membranes fibrineuses. Une nouvelle incision est pratiquée dans la fosse iliaque droite, l'appendice est réséqué. La trompe droite paraît un peu tuméfiée, congestionnée. Les suites opératoires furent simples et l'enfant sortit complètement guérie.

L'appendice iléo-cæcal qui paraissait à l'œil nu absolument sain, fut fixé en masse dans le sublimé. En le débitant en tranches pour l'inclusion, nous avons constaté que sa cavité libre dans sa partie supérieure, était obstruée dans sa partie par deux corps arrondis, accolés en canon de fusil. Au miscroscope, on trouve dans l'intérieur de l'organe, deux figures arrondies représentant nettement la coupe transversale de de deux vers. Sur quelques préparations il existe également des œufs à divers degrés de leur évolution ; enfin dans l'épaisseur même de la muqueuse, on observe un corps arrondi représentant également la coupe d'un parasite. M. Raillet a bien voulu examiner nos préparations et a eu l'obligeance de nous remettre la note suivante : « La coupe comprend deux exemplaires du *Trichocephalus hominis* (un male et une femelle coupés dans la zone postérieure ou génitale du corps, plus une coupe de l'extrémité antérieure ou œsophagienne de l'un des deux. Cette dernière est même très instructive, en ce qu'elle tranche la question encore discutée de savoir si les trichocéphales introduisent ou non leur extrémité antérieure dans la muqueuse. » On voit ici que l'extrémité autérieure est dans l'épaisseur même de la muqueuse. L'appendice est d'ailleurs absolument sain ; on trouve seulement autour de l'extrémité implantée dans la muqueuse un foyer de leucocytes polynucléaires.

Nos coupes montrent nettement la pénétration du trichocéphale dans la muqueuse de l'appendice ; si dans notre cas il n'en est pas résulté de désordres graves, on conçoit que ce corps étranger toujours plus ou moins septique, étant donné le milieu d'où il vient, puisse causer des accidents sérieux. L'absence de lésions étendues dans notre observation est peut-être due à la faible virulence des germes contenus dans l'appendice, malgré l'obstruction de sa lumière.

Observation XX

Appendicite suppurée, perforation intestinale, sortie d'un ascaride par la plaie. — Dr H. Douriez (25). *Gazette hebdomadaire de médecine et de chirurgie*, 12 septembre 1901. *Archives de médecine des enfants*, t. V. (p. 308), 1902.

Fille de 14 ans et demi, sujette aux bronchites, migraines, adénoïdienne, a été réglée en août 1900.

Le 6 avril 1901, douleurs abdominales, le 8, souffrances plus aiguës, vomissements, pas de selles malgré un purgatif. Du 9 au 12, deux nouveaux purgatifs sont vomis, constipation persistante; le 13, pouls 110, température 39°5, ventre ballonné, empâtement iliaque droit. Diète absolue, vessie de glace.

Le 15, pouls 125, facies grippé, le 16, incision de Roux, ouverture d'une première collection précæcale; puis d'une cavité plus profonde. On note une perforation du cul-de-sac cæcal de la largeur d'une pièce de deux francs. On fait une suture, on draine, on panse.

Le 18, pouls 96, température 38°1, les 17 et 19, 37°5, 38°2, 38°3.

Le 21, sous le pansement et avant tout lavage, on trouve un ascaride de 9 centimètres, mort. Les jours suivants, léger suintement fécaloïde. L'ingestion de vermifuge ne donne lieu à aucune expulsion de lombrics. Guérison avec conservation d'une fistule.

Observation XXI

Appendicite causée par des ascarides. (Thierry, *in* thèse Fayon).

Garçon de 14 ans, entre à l'Hôtel-Dieu le 17 août 1900, dans le service du docteur Lucas Championnière.

Il était malade depuis quelques jours et avait été pris brusquement de douleurs dans l'abdomen accompagnées de malaise général et de céphalalgie, il était constipé. A l'entrée, facies altéré, grippe, yeux cernés, nez effilé, température 39°. Appétit nul, abdomen tendu et très douloureux, surtout à la pression ; le maximum de la douleur était dans la fosse iliaque droite.

Dans l'après-midi, les symptômes généraux s'accrurent, les douleurs de plus en plus intenses étaient localisées par l'enfant lui-même, en un point limité, qui n'était autre que le point de Mac-Burney. Le ventre était ballonné. Pouls petit. Température toujours élevée.

Le chirurgien de garde est appelé, le diagnostic d'appendicite avec abcès péritonéal fut porté, l'intervention fut décidée. Mais l'enfant refusa, et d'autre part l'autorisation des parents faisait défaut ; on fut obligé de renoncer à l'opération. Les symptômes dans la soirée restèrent les mêmes, il s'y ajouta des vomissements d'abord muqueux, puis bilieux et même porracés. Le pouls était très faible. Au milieu d'un vomissement plus intense l'enfant rendit deux ascaris lumbricoides vivants. Immédiatement après, la fièvre tomba légèrement, les douleurs furent moins vives. Le lendemain nouveaux vomissements, l'enfant rendit encore un lombric, le ventre redevient souple, les douleurs disparaissent totalement, l'état général devient meilleur et la fièvre tomba complètement.

IV. — Observations ayant trait à l'étiologie de la dysenterie et de la diarrhée par les parasites intestinaux.

Observation XXII

Lombrics et appendicite chez un dysentérique. — Docteur Bussière, rapportée par Kermorgant (45). *Bulletin de l'Académie de médecine*, 3e série, t. LI (p. 340), 19 avril 1904.

L. J..., 23 ans, soldat d'infanterie coloniale, entre à l'hôpital de Saïgon le 10 juin 1901 pour diarrhée. Quinze selles par jours, malade depuis quatre jours. Anémie profonde, facies abdominal, ventre excavé. Douleurs vives et continues avec exacerbation au passage des selles, qui sont soufflées, spumeuses, avec mucus sanguinolent très abondant.

La palpation éveille une douleur plus forte dans la fosse iliaque droite, le flanc du même côté et l'épigastre. L'examen des selles n'a décelé la présence ni d'amibes ni d'œufs d'helminthes.

Le traitement antidysentérique est institué.

Le 14 juin, la douleur se localise dans la fosse iliaque droite, où l'on constate de l'empâtement; la température suit une marche ascendante; on soupçonne une lésion appendiculaire.

Le 16, douleur très localisée au point de Mac Burney, mais rien aux alentours. Mort à 8 heures du soir.

A l'autopsie, on constate qu'au niveau de la fosse iliaque droite, l'épiploon a des adhérences récentes et friables avec la paroi pariétale de la séreuse, le cæcum et la partie terminale de l'intestin grêle. La limite externe de ces adhérences circonscrit un espace de 12 à 15 centimètres carrés, dont l'appendice iléo-cæcal occupe le centre. L'appendice, long de 12 centimètres environ, est distendue, turgide et recourbé en crosse à son insertion. L'orifice appendiculaire est particulièrement obstrué par l'extrémité céphalique d'un ascaris lombricoïdes femelle mort, ayant 15 à 18 centimètres de long. Le gros intestin contient cinq gros lombrics vivants; le petit intestin n'en contient pas. On constata l'existence d'ulcérations très étendues.

Observation XXIII (inédite, résumée)

Diarrhée avec ascarides lombricoïdes. Due à l'obligeance de M. le professeur Weill (de Lyon).

Parents bien portants. L'enfant en question, Lévy Alexandre, entre à la crèche Saint-Ferdinand, lit nº 22. Il a été placé en nourrice, au biberon. Retiré de nourrice il y a quinze jours. On ne sait s'il a été malade avant. A marché à 1 an.

La diarrhée, les premiers jours du mois d'août a duré douze jours. Il tousse depuis les premiers jours de septembre ; récidive de la diarrhée le 12 de ce mois, selles glaireuses.

A l'examen, on a un enfant très bien constitué, la grande fontanelle admet l'index, l'état général est bon, bien que l'enfant soit un peu abattu. L'abdomen est peu volumineux avec tympanisme à la percussion. Le foie n'est pas hypertrophié, la rate n'est pas sentie. Ni éruption, ni érythème des fesses. Rien aux poumons, rien au cœur, 8 incisives, réflexes normaux, pas de Babinsky.

Le 22 octobre, l'enfant a rendu dans les selles trois ascarides lombricoïdes. Le 29, l'enfant a trois selles normales.

Observation XXIV (inédite, résumée)

Diarrhée verte avec vomissements. — Présence d'un ascaride et de vers de fromage dans les selles. Due à l'obligeance de M. le professeur Weill (de Lyon).

Hebrard, Louise, 1 an 1/2, rentre le 26 juillet à la crèche Saint-Ferdinand. L'enfant est née à terme. Aussitôt après la naissance, a été menée en nourrice ; elle fut retirée au mois de février dernier. Pas de convulsions, pas d'écoulement d'oreille. Elle mouche depuis le mois de mars. Il y a huit jours que l'enfant a la diarrhée; 5 ou 6 selles par jour de couleur jaune verdâtre. Depuis trois jours, deux vomissements environ par jour. Elle tousse un peu, a perdu l'appétit, a beaucoup maigri.

État actuel : enfant d'embonpoint moyen, les yeux cernés et enfouis dans l'orbite. Souplesse de la peau. Pas d'érythème ni d'éruptions.

Incurvation légère du tibia, articulation un peu volumineuse, la grande fontanelle est assez marquée.

Pour ce qui est du tube digestif, l'enfant n'a rien à la bouche. La diarrhée est peu abondante, les selles sont liquides, brunes, l'abdomen n'est pas douloureux à l'exploration.

Les vomissements sont fréquents, ils contiennent de petits vers de 3/4 à 1 centimètre de longueur. (Il a mangé du fromage fort avant son entrée.)

Dans les selles, on a trouvé un lombric.

V. — Observations et statistiques sur la recherche du trichocéphale dans l'intestin de l'homme.

Nous devons à l'obligeance de M. le médecin-major de 1re classe Niclot, de l'hôpital militaire d'Oran, les observations qui vont suivre.

Du 4 novembre 1904 au 27 septembre 1905, c'est-à-dire pendant près d'un an, tous les malades morts d'affections diverses dans le service de M. le docteur Niclot furent autopsiés, et de parti pris on chercha le trichocéphale dans le gros intestin et l'intestin grêle.

Ces recherches constituent un travail statistique de la plus haute importance et semblent trancher à notre avis la question relative au rôle du trichocéphale dans l'étiologie et la propagation de la fièvre typhoïde.

Ces observations sont au nombre de 29.

Observation XXV (inédite)

Hallouin, 18e escadron du train, mort le 4 novembre 1904. Ancien soldat, né à Marville (Eure-et-Loire).

Pneumonie gauche. — Mort rapide avec cyanose. A l'autopsie, pneumonie du lobe inférieur gauche en totalité; à droite, pneumonie bâtarde.

Pas de trichocéphale dans l'intestin.

Observation XXVI (inédite)

Boutin, 12e d'artillerie, mort le 15 novembre 1904. Ancien soldat, né à Jonzac (Charente-Inférieure).

Fièvre typhoïde. — Mort par collapsus cardiaque progressif vers le 3e septennaire. A l'autopsie, on a des plaques de Peyer étendues, ulcérées. Ulcération du gros intestin.

6 trichocéphales dans l'intestin, dont 3 femelles.

Observation XXVII (inédite)

Ricord, 12e régiment d'artillerie, mort le 28 novembre 1904. Ancien soldat, né à Souzay-Naudont (Charente).

Fièvre typhoïde. — Mort vers le 3e septennaire par collapsus cardiaque. A l'autopsie, lésions très étendues de l'iléon et très discrètes sur le gros intestin. Ganglions mésentériques suppurés.

Dans le cæcum on trouve *quelques trichocéphales.*

Observation XXVIII (inédite)

Billard, 2e régiment de zouaves, mort le 2 décembre 1904. Ancien soldat, né à Chanzy (Oran).

Pneumonie aiguë. — Température en plateau autour de 40°. Tachycardie ; à l'autopsie : pneumonie presque totale gauche.

Pas de trichocéphales.

Observation XXIX (inédite)

Peltier, 18e escadron du train, mort le 11 décembre 1904. Ancien soldat, né à Auville (Seine-Inférieure).

Fièvre typhoïde, adynamie. — Plaques de Peyer ulcérées, lésions de fièvre typhoïde récentes, il s'agit d'une rechute; gros ganglions mésentériques au niveau du gros intestin.

Les trichocéphales sont en nombre fabuleux dans le cæcum.

Observation XXX (inédite)

Bourgès, 2e régiment de zouaves, mort le 22 décembre 1904. Ancien soldat, né à La Chapelle-aux-Saints (Corrèze).

Fièvre typhoïde. — Malade mort par coma progressif. Adhérences nombreuses autour du cæcum. A la face inférieure du foie, la vésicule biliaire est transformée en un kyste transparent. Le cæcum contient de nombreuses matières jaunes colorées par la bile.

On trouve *un seul trichocéphale* femelle.

Observation XXXI (inédite)

Ambrillon, 2e zouaves, mort le 25 décembre 1904, ancien soldat, né à Fos (Haute-Garonne).

Fièvre typhoïde, mort par coma progressif, à l'autopsie, râte énorme avec traces de lobulation. Plaques de Peyer et follicules ulcérés. L'ampoule cæcale contient des matières fécales liquides jaunes avec des *trichocéphales abondants*. Nous avons compté parmi ceux-ci huit femelles et quatre mâles.

Observation XXXII (inédite)

Bourgeois, brigadier de gendarmerie, mort le 14 février 1905, né à Latillé (Vienne).

Fièvre typhoïde, mort par adynamie progressive vers le troisième septennaire. A l'autopsie on ne trouve *pas de trichocéphales*.

Observation XXXIII (inédite).

Kaiser, 2e régiment étranger, mort le 24 février 1905, ancien soldat, né à Zeitz (Allemagne).

Dysenterie chronique contractée au Tonkin, cachexie progressive, émaciation extrême. On l'opère le 21 février : le gros intestin est sorti de l'abdomen et mis à cheval sur une baguette de verre. A l'autopsie on a une péritonite généralisée, il y a des lésions de l'S iliaque et du rectum. Emphysème très marqué aux deux sommets.

Pas de trichocéphales.

Observation XXXIV (inédite)

Chiron, 18e escadron du train, mort le 29 janvier 1905, ancien soldat, né à Saint-Denis-du-Pin (Charente-Inférieure).

Méningite cérébro-spinale avec symptomatologie classique, ponction lombaire, purulence de l'exsudat avec de nombreux méningocoques. L'autopsie confirme. Lésions suppuratives de la convexité. Rien d'intéressant dans les viscères thoraciques ou abdominaux.

Pas de trichocéphales.

Observation XXXV (inédite)

Thénot, 2e régiment de zouaves, mort le 27 février 1905, ancien soldat, né à Valençon (Indre).

Rougeole et broncho-pneumonie. — Entre le 14 pour une rougeole. Mort par thrombose cardiaque le 19. A l'autopsie on trouve des lésions discrètes de broncho-pneumonie, emphysème pulmonaire. On remarque sur le gros intestin des lésions de fièvre typhoïde guéries et relativement récentes. On fait faire une enquête pour savoir si le malade a eu la dothiénentérie. L'enquête prouve que l'homme n'a jamais été atteint de cette affection.

On a trouvé *quelques trichocephales* dans le cæcum. Ils n'ont pas été comptés.

Observation XXXVI (inédite)

Corredillas, 2e régiment de zouaves, mort le 7 avril 1905, ancien soldat, né à Parmentier (Oran).

Méningite aiguë, mort après 36 heures de séjour à l'hôpi tal. Symptômes de méningite aiguë cérébrale et spinale. Ponction lombaire : polynucléaires, pus et méningocoques. On a du Kernig, délire violent. A l'autopsie, à la concavité des deux hémisphères, on a un exsudat purulent. Rien aux viscères thoraciques et abdominaux. Gros intestin vide de matières.

Pas de trichocéphales.

Observation XXXVII (inédite)

Géhant, douanes nationales, mort le 7 avril 1905, né à Hernoncourt (Doubs).

Cachexie palustre et tuberculose ancienne. — Œdème des membres inférieurs et de l'abdomen. Hydropisie énorme péritonéale. Rate énorme au-dessus de l'ombilic sans dégénérescence. Foie augmenté de volume sans lésions microscopiques. Poumons : adhérences lâches, à gauche cicatrice pulmonaire étoilée et calcifiée.

On trouve dans le cæcum *deux trichocéphales* femelles.

Observation XXXVIII (inédite)

Texier, 12e régiment d'artillerie, mort le 22 avril 1905. Ancien soldat, né à Bresses (Charente).

Diphtérie pharyngo-laryngée. — A l'autopsie on trouve une symphyse pleurale bi-latérale avec pneumonie droite. Spléno-pneumonie gauche. Emphysème à triple siège envahissant le cou et les fosses sus-épineuses. Albuminurie, etc., etc... Du côté des viscères : petit et gros intestin comme rétractés. Le cæcum contient des matières semi-fluides. On trouve des *trichocéphales en nombre considérable.*

Observation XXXIX (inédite)

Ricou, 2e régiment de zouaves, mort le 24 avril 1905. Ancien soldat, né à Labigade (Ardèche).

Méningite cérébro-spinale. Pas de trichocéphales.

Observation XL (inédite)

Valmer, 2e régiment étranger, mort le 5 mai 1905. Ancien soldat, né à Gressostterleben (Saxe).

Malade venant du dépôt de Ste-Thérèse. Mort par *asphyxie* en quelques jours. Autopsie. Cœur énorme pesant plus de un kilogramme et vidé de sang 950 grammes. Insuffisance aortique avec dilatation cylindroïde de l'aorte. Congestion pulmonaire et infarctus. Rien de saillant au niveau des différents viscères.

Sept trichocéphales dans le cæcum dont 1 mâle.

Observation XLI (inédite)

Bosc, détenu, mort le 5 mai 1905, né à Usset (Corrèze).

Tentative de suicide par asphyxie.

Brûlures du larynx et du pharynx.

On trouve dans le cæcum 2 *trichocéphales* femelles.

Observation XLII (inédite)

Maldant, 2e régiment étranger, mort le 21 juin 1905. Ancien soldat, né à Portallier-sur-Saône (Côte-d'Or).

Asystolie. — Péricardite ancienne et hémo-péricarde récent. Ascite, hydrothorax. Insuffisance de tous les moyens thérapeutiques; mort par asystolie. A l'autopsie, dans une cavité restreinte et bridée de péricardite ancienne et par une symphyse incomplète on a un épanchement qui a déterminé un hématome compressif du cœur.

Pas de trichocéphales dans son tube digestif.

Observation XLIII (inédite)

Bougeran, 2e compagnie d'ouvriers d'artillerie, mort le 10 juillet 1905. Ancien soldat, né à Agen (Lot-et-Garonne).

Fièvre typhoïde. — Mort le douzième jour de son entrée à l'hôpital. Autopsie confirmative faite 24 heures après la mort. On a quelques ulcérations commençantes sur le cæcum, où l'on trouve *2 trichocéphales* femelles.

Observation XLIV (inédite)

Cassac, 12e régiment d'artillerie, mort le 27 juillet 1905. Ancien soldat, né à Marcillac-Lanvelle (Charente).

Tuberculose pulmonaire. — Mort par cachexie progressive avec fièvre hectique. Violent point de côté à droite la veille de sa mort; pneumothorax. A l'autopsie on trouve des cavernes aux deux poumons. Quelques tubercules dans les différents organes abdominaux. On trouve dans le tube digestif *20 trichocephales* dont 8 mâles, 12 femelles.

Oservation XLV (inédite)

Lamarque, 2e régiment de zouaves, mort le 7 août 1905. Ancien soldat, né à Lagrange (Landes).

Fièvre typhoïde. — Entre avec le diagnostic d'accès pernicieux, en réalité pour fièvre typhoïde, confirmée par l'autopsie. La râte est hypertrophiée. Ganglions mésentériques, etc., etc... On trouve *2 trichocéphales* femelles dans le cæcum.

Observation XLVI (inédite)

Meillat, 2e régiment de zouaves, mort le 8 août 1905. Ancien soldat, né à Soubrebost (Creuse).

Amené mourant à l'hôpital. On trouve, dans le cæcum, *6 trichocéphales*, dont 2 femelles et 4 mâles.

Observation XLVII (inédite)

Nicolas, détenu, mort le 9 août 1905. Ancien soldat, né au Puy (Haute-Loire).

Plaies multiples par coups de couteau. Pneumothorax. infection. L'autopsie confirme. *Pas de trichocéphales.*

Observation XLVIII (inédite)

Castel 20e section d'infirmiers, mort le 28 août 1905. Sous-officier rengagé, né à Toulouse.

Endocardite infectieuse, infarctus, anévrisme artérioso-veineux fémoral diffusé dans la gaine du psoas.

Le cæcum est *sans matières et sans trichocéphales.*

Observation XLIX (inédite)

Schmeing, 2e régiment étranger, mort le 5 septembre 1905. Ancien soldat, né à Lankrin.

Cachexie palustre avec œdèmes et hydropisies. Symphyse pleurale bilatérale, périsplénite, périhépatite. Diverticule de Meckel. *Pas de trichocéphales* dans le tube intestinal.

Observation L (inédite)

Delanoy, garde-forestier, mort le 24 août 1905. Né à Gennchein (Pas-de-Calais).

Tuberculose ulcéreuse. Cachexie, œdème, L'autopsie confirme.

Le cæcum est *vide de matières et de trichocéphales.*

Observation LI (inédite)

Pardieu, 18e escadron du train, mort le 23 septembre 1905. Ancien soldat, né à Pierrefite (Saône-et-Loire).

Dysenterie aiguë, paralysie du sphincter-anal, etc... Autopsie confirme.

Le cæcum et le gros intestin sont vides de matières. *Pas de trichocéphales.*

Observation LII (inédite)

Padovani, 2e régiment de zouaves, mort le 4 septembre 1905. Jeune soldat, né à Camo (Corse).

Abcès de la fosse iliaque gauche, avec péritonite subaiguë, origine ganglionnaire.

Matières abondantes dans le cæcum. On trouve *un trichocéphale femelle.*

CHAPITRE IV

RECHERCHES ANATOMO-PATHOLOGIQUES

Il aurait fallu, pour élucider tout à fait le problème, pouvoir faire des coupes des différents parasites intestinaux implantés dans la muqueuse du tube digestif. Ces coupes auraient été étudiées au microscope, seule façon de voir les lésions de l'épithélium, si lésion il y a, et le mode d'implantation de ces parasites.

M. Guiart (40) a bien vu, dans l'estomac d'un dauphin, des ascaris fixés. Mais son observation ne prouve pas grand'chose, car il s'agissait d'un cétacé et d'un cétacé mort depuis longtemps, ce détail a son importance; il s'agissait d'ascaris que l'on ne rencontre pas dans le tube digestif de l'homme, et enfin, aucun examen microscopique ne fut fait de ce parasite implanté. Leroux et Friedberger avaient déjà vu des lésions de la muqueuse par des ascaris chez l'homme et chez le chien, mais toutes ces observations pêchent par le même défaut, à savoir par manque d'examen microscopique, elles ont aussi le défaut d'avoir été faites sur un corps refroidi, et on a imputé bien souvent au refroidissement de l'intestin les lésions que pouvaient causer les vers intestinaux en essayant de s'échapper.

Nous avons essayé de contribuer à l'étude de ce problème. Durant plus de trois mois, nous avons, presque tous les jours, sacrifié un chien auquel nous ouvrions immédiatement après l'intestin, avant le refroidissement, et jamais nous n'avons trouvé d'ascaris fixés à la muqueuse intestinale, jamais non plus nous n'avons trouvé de trichocéphales dans les mêmes conditions.

Dire que le ver ne se fixe que chez un individu refroidi, que jamais on ne le trouve dans cette position chez un individu vivant, nous paraît sujet à caution, car nous avons trouvé, dans nos biopsies de chiens, des tænias fixés à la muqueuse intestinale.

Ceci se passait vers le début de juillet dernier, depuis lors nous avons fait de nouvelles autopsies qui ne nous ont rien appris de plus. Le 10 septembre nous avons communiqué le résultat de nos recherches dans une note parue dans le bulletin du *Lyon médical* (39), nous en détachons le passage suivant : « Pour nous placer dans les conditions les plus satisfaisantes, nous avons eu soin de n'examiner que des chiens dont on ouvrait le tube digestif immédiatement après la mort et de fixer de suite les parasites et le fragment d'intestin auquel ils adhéraient dans l'alcool à 95°.

« Nos investigations ont porté sur 30 chiens : 7 d'entre eux présentaient des tænias (dipylidium caninum) fixés à la muqueuse, 9 des tænias à l'état libre, 2 des ascaris libres, 12 n'avaient pas de parasites.

« Les tænias fixés à la muqueuse étaient implantés surtout au voisinage du cæcum, entre les villosités intestinales, dans l'intervalle desquelles la tête et une partie du cou disparaissaient. Leur adhérence était telle, qu'il était impossible de les détacher, sans briser l'extrémité céphalique du ver. Plusieurs pièces montrant cette disposition ont été conservées au laboratoire de parasitologie.

Les auteurs s'accordent à dire que les tænias sont fixés à la muqueuse intestinale. Mais ce qu'il importe de connaître, c'est le mode de fixation ; en un mot y-a-t-il ou non lésion de la muqueuse ? l'épithélium est-il intact ou y-a-t-il solution de continuité ? Le docteur G. Dubreuil, préparateur au laboratoire d'histologie a bien voulu nous faire une série de coupes et nous l'en remercions vivement.

Ces coupes ont été faites en série, après inclusion dans la paraffine et colorées à l'hematéine et à l'éosine, elles montrent parfaitement le mode de fixation du tænia. On voit en parcourant une série quelconque, la partie antérieure du ver s'enfoncer obliquement, de l'intérieur vers l'extérieur, écarter les villosités intestinales, puis au niveau de la tête se fixer au moyen de ses ventouses dont la cavité est remplie d'un diverticule de la muqueuse avec son épithélium intact. (Voir figure.)

Ce dernier est continu sur toute la ligne; le point d'adhérence ne nous semble pas être le siège d'une inflammation même légère. Le ver a aspiré la muqueuse par ses ventouses et s'est fixé ainsi.

Notons que l'on n'aperçoit ni le rostre probablement invaginé, ni les crochets qui ne jouent aucun rôle dans le mode de fixation des cestoïdes ; d'ailleurs de nombreuses espèces en sont complètement dépourvues.

Fig. 2

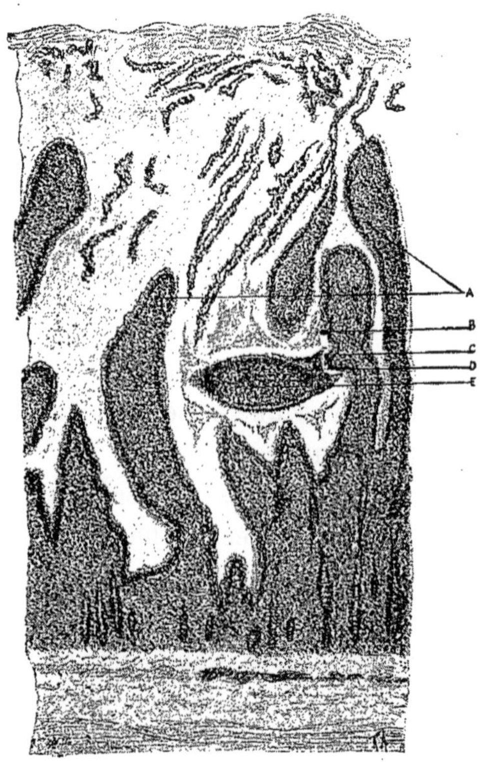

Coupe transversale de l'Intestin du Chien
passant au point de fixation d'un *Dipylidium caninum.*

A Villosités intestinales.
B Muqueuse de l'intestin.
C Portion de la villosité faisant saillie dans la ventouse du *Dipylidium.*
D Coupe de cette ventouse.
E Coupe de la tête du *Dipylidium.*

Nous venons de décrire le mode de fixation du Dipylidium canimun dans l'intestin du chien. Ce ver a été trouvé plusieurs fois dans le tube digestif de l'homme, où il doit se fixer d'une façon identique.

Les autres espèces de tænias présentent probablement un mode de fixation semblable et il doit en être ainsi des deux grands tænias de l'homme : le tænia solium et le tænia saginata. »

Que de déductions à tirer de cette observation ! Nous y reviendrons plus loin.

Il fallait faire les mêmes recherches pour le trichocéphale, mais au moment où nous commencions nos recherches, nous avons eu connaissance d'une thèse allemande qui avait fait tous les travaux que nous nous proposions de faire. M. le docteur Wichmann (74), en effet, dans son inaugurale dissertation : « *Ueber das Verhalten des Trichocephalus dispar zur Darmschleimhaut* » parue à Kiel en 1899, prouve nettement le rôle inoffensif que joue le trichocéphale dans l'intestin de l'homme. Les expériences ont porté sur 40 coupes de cæcum. Parmi celles-ci on a trouvé 41 trichocéphales fixés dans le sens de la longueur (perpendiculairement à la muqueuse), 12 dans un sens oblique et 4 dans le sens de la longueur (en séton). Il ne s'agissait à la vérité que de cæcums de chien, mais il est à présumer que les choses se passent de même chez l'homme. Ces vers fixés étaient plongés dans l'alcool, colorés à l'hématoxyline éosine et débités en coupes.

A un examen superficiel la plupart des vers paraissent seulement enfouis dans le mucus et libres de toute adhérence à la muqueuse, mais parfois, dans quelques cas rares il est vrai, et toujours à un examen superficiel il semblait que la tête du trichocéphale pénétrait dans la muqueuse.

Pour le premier groupe, c'est-à-dire pour les vers placés dans le mucus, il n'y avait aucune hésitation possible ; le mucus les enrobait et jamais on n'a constaté de lésions de la muqueuse sous-jacente.

Quant au second groupe, c'est-à-dire les vers qui à un examen superficiel semblaient être fixés à la muqueuse, un examen plus attentif permettait de se convaincre que c'était la muqueuse qui s'évaginait « autour de la tête du tricocéphale», comme dans le cas observé par nous pour le Dipylidium caninum, et tout autour de l'extrémité céphalique on aperçoit au microscope une multitude de noyaux qui ne sont autres que des leucocytes traduisant l'inflammation provoquée par la compression. Et chose importante, le ver n'est recouvert d'aucun débris épithélial, l'enveloppe de mucus, que l'on peut confondre macroscopiquement avec la muqueuse, ne présente pas la même structure que cette dernière, ne prend pas la même coloration, mais au contraire se colore comme les masses de mucus environnant, et d'après les conceptions de M. Wichmann, qui nous semblent être très justes, « cet endroit où semble être fixé le ver ne doit pas être et ne peut être considéré comme faisant partie intégrante de la muqueuse, mais d'une masse de mucus qui se serait tassée, épaissie et enserrerait l'extrémité céphalique ou une partie quelconque du trichocéphale. »

A la page 15 du même ouvrage, l'auteur cite le passage suivant : « Si je résume l'état de mes travaux, je peux dire que macroscopiquement il est impossible de dire si le trichocéphale est fixé à la muqueuse intestinale ou au mucus. Mais par des coupes en série colorées et microscopiquement, on peut se convaincre facilement que les vers qui semblaient adhérer à la muqueuse n'étaient en réalité que fixés au mucus épaissi, et que l'extrémité céphalique du parasite n'était entourée que par un repli de la muqueuse, que jamais on ne constate de lésions, ni de solution de continuité dans l'épithélium intestinal à l'endroit même où les trichocéphales paraissent être fixés; que jamais enfin, on ne trouve le ver ayant pénétré dans l'intérieur de la muqueuse. »

Quelques lignes plus loin, M. Wichmann ajoute : « Et si maintenant nous tenons compte des blessures de la muqueuse intestinale et qui seraient causées par le *trichocéphale dispar*, blessures mentionnées par certains auteurs, nous voyons par l'anatomo-pathologie quelle erreur ils ont commis ! D'autre part, comment expliquerait-on l'activité des médicaments vermifuges si vraiment ces parasites intestinaux avaient le pouvoir de faire pénétrer leur extrémité céphalique dans la muqueuse ? »

Enfin pour Wichmann et ce sont ses conclusions propres : « Il faut admettre que le *trichocephalus dispar* est incapable de causer une lésion, si petite quelle soit, à la muqueuse intestinale, et bien plus, il faut aussi se convaincre de son innocuité absolue ; sa présence en effet ne pouvant donner lieu à aucune maladie. »

Il faut dire aussi que dans toutes les autopsies que nous avons faites pour la recherche du trichocéphale dans le tube digestif, jamais nous ne l'avons trouvé fixé à la muqueuse.

En Algérie à Oran, les vers intestinaux sont beaucoup plus fréquents qu'en France, en cette ville, nous avons eu recours à la haute compétence de M. le docteur Niclot, pour le sujet qui nous intéresse et jamais ce praticien n'a trouvé de trichocéphales fixés ; pourtant à l'état libre, ils étaient parfois si nombreux qu'on pouvait « les pêcher » avec un fil de platine monté sur une baguette.

CHAPITRE V

DISCUSSION

C'est dans ce chapitre qu'il s'agit d'élucider le problème.

Les parasites intestinaux, en particulier le trichocéphale et l'ascaris jouent-ils un rôle, et même peuvent-ils jouer un rôle dans l'étiologie et la propagation de certaines maladies infectieuses. (Fièvre typhoïde, dysenterie, appendicite.)

M. Guiart (42), l'année dernière, dans les *Archives de médecine navale*, a prié ses collègues de la marine de faire une enquête sur la question. Nous n'avons eu connaissance d'aucune publication à ce sujet. Néanmoins nous avons pu avoir communication d'un rapport de M. Niclot, chargé du laboratoire de bactériologie à l'hôpital militaire d'Oran, adressé à l'autorité militaire. Nous en donnons ci-dessous une copie :

Rapport du médecin-major de 1re classe Niclot, chargé du laboratoire de bactériologie sur la recherche du trichocéphale dans les selles typhoïdiques.

« Les œufs du trichocéphale et l'individu adulte ont été recherchés jusqu'ici sans succès chez sept typhoïdiques en cours et à la diète lactée.

« En outre, une autopsie a été pratiquée de pneumònique convalescent de fièvre typhoïde et l'examen du gros intestin, comme du grêle, n'a fourni également que des résultats négatifs.

« Ces recherches seront poursuivies. »

Ce rapport est daté du 14 novembre 1904, et les recherches ont continué en effet jusqu'en septembre 1905, c'est-à-dire pendant presque un an. Nous avons vu les résultats qu'elles avaient donnés, par les observations publiées plus haut; nous en discuterons plus loin la conclusion.

Dans la préface de ce travail, nous avons adopté un plan auquel jusqu'à présent nous ne nous sommes pas écarté et que nous suivrons jusqu'au bout. Notre discussion sera basée sur les observations, sur l'anatomopathologie, sur les nécropsies.

Oui ou non, le trichocéphale et l'ascaris peuvent-ils léser la muqueuse intestinale ? C'est là, il semble, un point primordial. Le trichocéphale peut-il servir comme « *lancette d'inoculation* » du bacille d'Eberth dans la fièvre typhoïde? Pour qu'une lancette puisse inoculer un virus ou des bacilles, encore faut-il qu'elle puisse pénétrer dans le corps qu'elle veut intoxiquer.

Dans le *Traité de zoologie* de CLAUS (48) 2e édition, on peut voir à la page 522, où l'on parle de trichocéphale, une figure où l'on montre ce parasite pénétrant dans la muqueuse, puis ressortant plus loin. Il crée en un mot, un *véritable tunnel sous la muqueuse*. Cette figure est tirée du livre de LEUCKART *(Die Menschlischen parasiten)*, vol. II, paru en 1876 et depuis cette époque, on a admis ce fait, sans conteste, qu'un ver minuscule ayant à peine 2 millimètres d'épaisseur, et 5 à 6 centimètres de longueur, ne possédant aucune armature buccale, pouvait par ses propres forces creuser des orifices d'entrée et de sortie dans la muqueuse du tube digestif. On ne s'est pas préoccupé de savoir si vraiment le ver était dans la muqueuse ou dans le mucus. Nous avons vu au chapitre précédent que M. le docteur Wichmann (74) avait remis les choses à leur point exact.

Pour nous, le trichocéphale ne peut faire aucune lésion au revêtement épithélial du tube digestif de l'homme, et l'on est d'autant plus porté à admettre cette dernière interprétation, que nous avons nous-même (39), par des séries d'expériences confirmées, démontré qu'un tænia du chien, possédant ventouses et crochets comme armature buccale, un géant à côté du petit ver incriminé comme pathogène, ne causait aucune solution de continuité dans l'épithélium du tube intestinal.

Pour ce qui est de l'ascaris, nous avons bien l'observation de M. Guiart (40) qui a trouvé dans l'estomac d'un dauphin des vers fixés ; mais le malheur est que l'on ne constata pas au microscope les lésions de la muqueuse, si vraiment lésions il y avait. Ce dernier reproche, nous ne pouvons l'adresser aux observations que nous avons rapportées dans le chapitre III (paragraphe 1), et concernant les lésions que les ascaris peuvent faire dans le tube digestif de l'homme ou des animaux.

Nous admettrons volontiers cependant, pour expliquer cette présence des vers que l'on a trouvés dans le péritoine, que l'*Ascaris lombricoides* peut par ses mouvements propres, non pas provoquer une lésion, mais se frayer un passage à travers le tube digestif, *là où il y a un lieu de moindre résistance*, une plaque de Peyer ulcérée par exemple. Nous verrons plus loin que cette considération n'est pas à dédaigner.

Du reste, certains auteurs ont déjà admis que si la muqueuse est déjà lésée, si l'ascaris peut trouver une porte, pour ainsi dire entr'ouverte, il peut par ses moyens propres sortir de la cavité du tube digestif, en dissociant les fibres intestinales.

D'autres auteurs ont prétendu que ce phénomène de sortie ne se produisait que *post mortem*, et était dû au refroidissement du corps, que jamais il n'avait été constaté du vivant de l'individu.

En somme, pour ne prendre parti ni pour les uns, ni pour les autres, il faut admettre qu'il est évident que l'ascaris a été trouvé dans le péritoine, que l'on ne sait comment expliquer d'une manière vraiment scientifique sa présence en cette cavité, attendu qu'il est probable que ce ver ne peut traverser un intestin par ses propres forces, si ce dernier est intact.

Nous englobons pour notre discussion les observations de fièvre typhoïde et de dysenterie qui seraient causées par des parasites intestinaux.

Les observations VI et VII de dothiénentérie, où le facteur étiologique serait l'ascaris, ne sont guère concluantes, car l'entité morbide n'a duré que six à sept jours, alors que le cours normal d'une fièvre typoïde est de trois semaines. Ajoutons que les deux malades ont été guéris immédiatement après l'expulsion des vers, et que malgré le facies grippé, la sécheresse des narines, la céphalée tenace, l'insomnie, les gargouillements dans la fosse iliaque, le météorisme abdominal, l'épistaxis, malgré tous les symptômes qui semblaient en imposer pour une affection causée par le bacille d'Eberth, la séro-réaction de Widal ne fut pas pas faite. Dans l'observation qui nous a été communiquée par M. le professeur Weill (73), bien que tous les symptômes de dothiénentérie existassent, on ne trouva pourtant point de taches rosées et le séro-diagnostic fut négatif, ce qui n'empêcha pas la petite malade de prendre 56 bains. Pour ces trois cas, ainsi, il paraît fort douteux que l'on ait eu affaire à une véritable fièvre typhoïde.

Les malades dont les observations sont relatées aux numéros VII, IX et XI, semblent avoir été évidemment atteints de dothiénentérie. Il paraît certain aussi que ces malades aient rendu des vers, soit par l'anus, soit par la bouche; mais cette raison ne nous paraît pas suffisante pour admettre que les parasites intestinaux aient été le facteur étiologique de l'affection produite par le bacille d'Eberth. On pourrait bien admettre, comme le pensent certains cliniciens, que c'est là le fait d'une simple coïncidence. Du reste nous possédons des observations de typhiques où à l'autopsie le trichocéphale, l'ascaris furent minutieusement recherchés et où ils ne furent pas découverts (obs. XXXII). A l'hôpital militaire d'Oran, les premières autopsies que l'on fit de malades atteints de dothiénentérie, et où l'on chercha le ver trichocéphale semblèrent concluantes, et M. Niclot crut à ce moment que Guiart avait raison, en affirmant que ce ver pouvait être un facteur étiologique très important dans la propagation des maladies infectieuses; il écrivit donc au professeur Blanchard pour lui communiquer ses constatations. L'illustre parasitologue le remercia bien et s'engagea à faire part à l'Académie de ces faits nouveaux; mais depuis, et nous sommes autorisé à le dire, frappé de la fréquence de ces vers dans l'intestin de malades atteints d'affections diverses et même n'ayant jamais eu la fièvre typhoïde, sur 29 nécropsies en effet que nous publions dans le chapitre III (paragraphe 5), il y a 15 cas où la recherche du trichocépale fut positive, M. Niclot a désapprouvé ce qu'il avait cru tout d'abord et nous a confié qu'il ne croyait pas, pour sa part, que ces vers que l'on trouvait parfois en nombre considérable pussent causer le moindre désagrément dans le tube digestif de l'homme, qu'en tous cas il ne croyait pas pouvoir les invoquer comme facteur étiologique dans la fièvre typhoïde. C'est notre avis.

Nous résumons ci-après les résultats des nécropsies pratiquées par M. Niclot :

Maladies	Cas où la présence du trichocéphale est constatée	Cas où l'absence du trichocéphale est constatée
Pneumonie	»	2
Dysenterie	»	2
Fièvre typhoïde	7	2
Méningite cérébro-spinale	»	3
Rougeole	1	»
Cachexie palustre	1	1
Diphtérie	1	»
Asphyxie	1	»
Brûlures du larynx	1	»
Anémie	1	»
Asystolie	»	1
Tuberculose	1	1
Endocardite infectieuse	»	1
Plaies multiples	»	1
Abcès fosse iliaque	1	»
Total.....	15	14

Néanmoins, chez un typhique comme chez un dysentérique, l'intestin devra être débarrassé des parasites qui l'encombrent, c'est quelquefois capital, nous avons eu en effet connaissance d'un cas qui s'est produit dans un hôpital de notre ville, où un bébé mourut faute de lui avoir administré un vermifuge.

Les raisons que nous avons invoquées pour nier le rôle du trichocéphale dans l'affection causée par le bacille d'Eberth, nous pourrions les invoquer pour l'affection causée par le bacille de Chantemesse.

En un mot, nous nions le rôle du trichocéphale, de l'ascaris dans la propagation et l'étiologie de la fièvre typhoïde et de la dysenterie.

Il nous reste à discuter les cas où l'appendicite semble être due aux vers intestinaux.

La cause première de l'appendicite est l'infection de la cavité et des parois de l'organe, cette infection résulte de la propagation d'une infection intestinale ; dans quelques cas elle peut se faire par la voie sanguine. Nous avons déjà vu que, ne lésant pas la couche épithéliale de l'intestin, les vers étaient incapables d'apporter cette infection. Il faut chercher autre part, car en somme les observations de Guinart (44), obs. XII, la statistique d'Œlnitz (60), obs. XIII, les deux cas relatés par Metchnikoff (52), obs. XIV et XV, la note de Kirmisson (46) relative à la communication du savant sous-directeur de l'Institut Pasteur, les observations de Schwankaus (70), où l'appendice semble avoir donné issue à un gros lombric, celles de Girard (32), où l'on trouve 2 trichocéphales dans le même organe, sont assez démonstratives. Les vers intestinaux peuvent, nous ne disons pas simuler, mais causer de véritables crises appendiculaires.

Voici comment il nous paraît possible d'expliquer ce fait :

Il est fréquent, dans les deux tiers des cas environ, de rencontrer dans la cavité de l'organe enflammé, ou dans l'abcès appendiculaire, des calculs constitués par des boulettes stercorales, plus ou moins dures, lisses ou fixes et enfermées dans une cavité plus ou moins close. Parfois on peut y trouver de véritables corps étrangers, pépins de fruits, fragments d'os, poils de brosses à dents, etc. Talamon a bien démontré que, quand un de ces corps, scybales ou autres, pénètre dans l'appendice et s'y enclave, il en résulte un double effet : d'une part, oblitération de l'orifice de l'organe, accumulation des produits de sécrétion de la muqueuse, pullulation des microbes normaux dans ce liquide stagnant et exaltation de leur virulence ; d'autre part, compression des parois de l'appendice et diminution de vitalité de l'organe propice aux lésions graves. Si donc le corps étranger n'est pas la cause primordiale de l'appendicite, si donc la théorie du « vase clos » de Dieulafoy ne peut être généralement admise, il faut cependant reconnaître que l'oblitération du canal appendiculaire peut être une cause adjuvante, secondaire de l'appendicite. Or, ce que les corps inertes font, les vers intestinaux peuvent bien le faire, ils peuvent très bien remplir le rôle de corps oblitérants, former la cavité close, et exalter ainsi la virulence microbienne.

On sait que le trichocéphale a pour demeure élective le cæcum ; de cet organe à l'appendice, il n'y a qu'un pas à franchir, une porte qui la plupart du temps est sinon largement ouverte, du moins entr'ouverte; quoi d'étonnant alors que le ver passe le seuil, s'introduise dans le canal, oblitère sa lumière et transforme ainsi une cavité ouverte en une cavité close?

Quoi d'étonnant à ce que l'ascaris agisse de même? Si l'on admet notre explication, on ne trouve plus étrange la présence de ces deux trichocéphales trouvés morts dans le canal appendiculaire (obs. XIX de Girard), ni celle d'un trichocéphale vivant dans le même organe (obs. XII de Guinard). On s'explique les appendicites à répétition causées par les parasites intestinaux et relatées par M. Metchnikoff. M. Tixier nous a signalé aussi une observation où il a trouvé un trichocéphale dans l'appendice. Malheureusement nous n'avons pu la retrouver.

Aussi croyons-nous à la probabilité de ces crises appendiculaires causées par les helminthes.

Notre but serait atteint si nous avions, pour une faible part, contribué à l'étiologie de certaines maladies infectieuses par les vers. Pour nous résumer, nous croyons que si ces derniers doivent être considérés comme inoffensifs dans la fièvre typhoïde et la dysenterie, il n'en est pas de même pour l'appendicite; nous serions, de plus, porté à croire que les helminthes peuvent, par leurs mouvements, par leurs forces traverser l'intestin quand celui-ci présente déjà des lésions; une plaque de Peyer ulcérée, comme cela se voit dans la dothiénenthérie.

De ce travail il doit se dégager deux conséquences. La première, pratique, c'est qu'il faut, dans tous les cas, purger le tube digestif de l'homme des parasites qu'il contient. La seconde, d'ordre théorique, c'est d'expliquer que la lombricose est un état pathologique à part, qui, parfois, se rapproche bien de la fièvre typhoïde et qui même peut donner lieu à confusion.

L'examen des selles des typhiques, des dysentériques et des malades atteints d'appendicite doit être pratiqué de parti pris, comme le préconisent du reste MM. Metchnikoff (52) et R. Blanchard (7). Il paraît inadmissible, en effet, à notre époque, où l'on se préoccupe tant de recherches bactériologiques, d'examiner les crachats des différentes maladies de l'appareil respiratoire, qu'on délaisse « l'expectoration », que l'on nous passe le mot, du tube digestif. Nous avons eu connaissance d'un fait où ce manque d'examen a coûté la vie à un enfant. Chez ce petit malade, en effet, on craignait une obstruction intestinale; envoyé de médecine en chirurgie, il ne fut pas opéré, vu son état général précaire; à l'autopsie, on trouve que l'obstruction est formée par un paquet de vers intestinaux (*Ascaris lombricoides*) oblitérant la lumière du tube digestif. Dire qu'une simple dose de semen-contra aurait pu sauver cet enfant!

M. le docteur Péhu, chef de clinique de M. le professeur Weill, nous a raconté que, bien des fois, en faisant l'autopsie des petits malades qui mouraient dans le service, il était frappé du nombre vraiment considérable des ascaris qui obstruaient l'intestin de ces enfants et que parfois même les ciseaux dont il se servait avaient de la peine à passer.

Il serait superflu d'ajouter des commentaires trop

longs à ces constataitons nécropsiques vraiment éclatantes.

On ne risque en somme rien, au point de vue pratique, en donnant des vermifuges à un individu sain ou atteint de maladie intestinale, quand la présence des œufs de parasites a été constatée par l'examen microscopique des fèces. Par contre, on peut avoir le bonheur de guérir un malade, témoins les cas de Metchnikoff (52) de Kirmisson (46). La chose en vaut la peine.

Il demeure entendu que l'on doit tenir compte de l'état du malade et du parasite incriminé.

Tous les étudiants en médecine savent bien faire des préparations bactériologiques, reconnaître des bacilles de Koch, de Lœffler, le gonocoque, ils devraient tout aussi bien apprendre à déceler les œufs de parasites intestinaux dans les selles ; cela pourrait leur être d'un utile concours pour affirmer un diagnostic et leur procurer le bonheur immense de sauver un malade.

L'helminthiase est, du reste, elle-même un état pathologique. On ne garde pas impunément dans son tube digestif des vers intestinaux, des lombrics surtout. La lombricose, comme Chauffard (15) en a relaté un bel exemple, peut prendre le masque de la dothiénentérie ; le plus souvent une typhoïde bénigne, une typhoïdette guérissant après l'expulsion des parasites. Et parfois la ressemblance entre les symptômes de ces deux maladies est telle, que les plus grands cliniciens s'y sont laissés prendre. Dans la lombricose, comme dans l'affection causée par le bacille d'Eberth, on peut avoir des épistaxis, de la céphalée, de la fièvre qui peut être forte et atteindre parfois 40°, du météorisme abdominal ; le malade peut avoir un facies abattu, typhique, la rate peut être volumineuse et le diagnostic ne peut se faire que par les taches rosées, quand on les voit, et la séro-réactfon de Widal, quand elle est positive.

Autre chose, les deux maladies peuvent exister simultanément, mais, dans tous les cas, il sera bon de débarrasser le malade de l'une d'entre elles, de l'helminthiase, et éviter ainsi de graves complications.

Pour l'appendicite, après les communications de Metchnikoff à l'Académie de médecine, après l'enquête de Kirmisson, nous aurions mauvais goût à insister. On guérit des crises appendiculaires avec un vermifuge, c'est évident.

Donner des anthelminthiques d'une manière convenable et rationnelle aux malades qui, après un examen microscopique des selles, seront reconnus porteurs de vers, que ces malades soient ou non atteints d'une autre affection intestinale, doit devenir une règle absolue pour le praticien.

Le *crachat intestinal* doit être examiné au même titre que le *crachat pulmonaire*.

CONCLUSIONS

I. Sans lésions préalables, il semble que certains parasites incriminés comme pathogènes dans la propagation et l'étiologie de la fièvre typhoïde de la dysenterie et de l'appendicite ne puissent traverser les tuniques intestinales.

II. Les helminthes doivent être considérés comme un facteur étiologique de minime importance pour la dothiénentérie et la dysenterie.

III. Ces mêmes parasites peuvent causer de vraies crises appendiculaires en jouant le rôle de corps étrangers.

IV. Dans certains cas la lombricose peut constituer un état morbide pouvant être confondu avec la fièvre typhoïde.

V. L'examen microscopique des selles pour tout malade atteint d'affection intestinale doit être fait de parti pris, au même titre que l'examen des expectorations des voies respiratoires.

VI. Dans tous les cas où la présence des parasites intestinaux est constatée chez un individu sain ou atteint d'une affection intestinale, on doit établir un traitement anthelmintique approprié à l'état du sujet et à l'espèce du parasite.

BIBLIOGRAPHIE

1 Arboré-Rally (Mme). — *Ascaris lombricoïdes* ayant simulé une crise d'appendicite. (Semaine médicale, p. 443, 1900.)

2 Askanasy. — Der Peitschenwurm ein blutsaugender Parasit. (Deutsches Archiv. fur klin. Medecin, LVII, p. 104, 1901.)

3 Barbagallo et Casagrandi. — Annali d'Igene sperimentale, vol. VII, fasc. I, 1897.

4 Bartholin. — De lue hominum et brutorum. Hafniæ, 1669. Ouvrage cité par Bremser, 1818.

5 Bellingham (O'Brien). — Du trichocéphale dans l'intestin de l'homme. (Archives générales de médecine, t. II, p. 104, 1898.)

6 Blanchard (Paul). — De quelques accidents dus aux vers. (Médecine moderne, 9 nov. 1898.)

7 Blanchard (R.). — Rapport sur un travail de M. le Dr Guiart intitulé : Rôle du trichocéphale dans l'étiologie de la fièvre typhoïde. (Bulletin de l'Académie de médecine, série 3, t. LII, n° 33, p. 239 à 245, 1904.)

8 Blanchard (R.). — Traité de zoologie médicale, p. 782 à 787, 1885-1889.

9 Bremser. — Traité zoologique et physiologique sur les vers intestinaux de l'homme. Traduit par Grundler, p. 145, 1818.

10 Briançon. — De l'ankylostomiase et spécialement dans le bassin houiller de Saint-Étienne. Thèse de Lyon, p. 57 à 63, 1904.

11 Brun. — Appendicite provoquée par un lombric. (Bulletins et mémoires de la Société de chirurgie, t. XXVI, p. 311, 1900.)

12 Casamayor (d'Oloron). — Des *ascaris lombricoïdes* dans la fièvre typhoïde. (Presse médicale, p. 64, 1896.)

13 Calmette et Breton. — Ankylostomiase, p. 75 et 76, 1905.

14 Chanson. — Des accidents produits par les ascaris. (Presse médicale, n° 44, 25 mai 1898.)

15 Chauffard. — Lombricose à forme typhoïde. (Semaine médicale, p. 505, 1895.)

16 Chaumont (A.). — De l'helminthiase dans ses rapports avec les maladies infectieuses. Thèse de Paris, juillet 1903.

17 Davaine. — Traité des entozoaires, p. 186, 1877.

18 Davaine. — Traité des entozoaires, dans Dictionnaire encyclopédique des sciences médicales, 12e édition, 1877.

19 Delle Chiaje. — Sul Tricocefalo disparo, ausilario del cholera asiatica osservato in Napoli. Napoli, in-8° de 39 pages, 1836.

20 Demateis. — La casuistica elmintologica di Davaine in rapporto colla patogenesi moderna. (Riforma medica, XV, n° 231 à 234, 1899.)

21 Demateis. — Sui micro-organismi intestinali degli ascaridi lombr. et loro azione patogena. (Gaz. degli osp. et d'elli clin., XXI, juin 1900.)

22 Desforges-Mériel. — Deux cas de lombricose à forme typhoïde. (Archives médicales de Toulouse, p. 406 à 418, 1898.)

23 Desoubry. — Rupture du duodénum chez un cheval. Présence d'ascarides. (Recueil de médecine vétérinaire. Bulletins et mémoires de la Société centrale de médecine vétérinaire, t. LXXXII, n° 8, p. 164 et 165, 1905.)

24 Dounon. — Étude sur l'anatomie pathologique de la dysenterie chronique de Cochinchine. (Archives de physiologie, p. 177, 1877.)

25 Douriez. — Appendicite suppurée, perforation intestinale sortie d'un ascaride par la plaie. (Gaz. hebd. de médecine et de chirurgie, 12 sept. 1901. Archives de médecine des enfants, t. V, p, 308, 1902.)

26 Erni. — Berliner klinische Wochenschrift, n° 37, p. 614, 1886.

27 FAYON. — Des accidents d'obstruction intestinale et de l'appendicite dus aux ascarides lombricoïdes. Thèse de Paris, mai 1901.

28 FORTASSIN. — Considération sur l'histoire naturelle et médicale des vers du corps de l'homme. Thèse soutenue à l'École de médecine de Paris, 22 ventôse, an XII.

29 GAIDE. — Lombricose. Son rôle en pathologie exotique, ses relations avec l'appendicite. (Annales d'hygiène et de médecine coloniales, p. 575, 1904.)

30 GALLIER. — Discussion sur un cas de rupture du duodénum chez un cheval. Présence d'ascarides. (Recueil de médecine vétérinaire. Bulletins et mémoires de la Société centrale de médecine vétérinaire, t. LXXXII, n° 8, p. 162, 1905.)

31 GINEIS. — Perforation de l'intestin grêle par les ascaris. (Recueil de médecine vétérinaire. Bulletins et mémoires de la Société centrale de médecine vétérinaire, t. LXXXII, n° 8, p. 158-159, 1905.)

32 GIRARD. — Présence de deux trichocéphales dans l'appendice iléo-cæcal. (Comptes rendus hebdomadaires des séances et mémoires de la Société de biologie, 53e année, séance du 9 mars, p. 265-266, 1901.)

33 GOLGI et MONTI. — Sulla storia naturale et sul significatione clinica pathologica delle casi delle anguillule. (Archivo per le scienze med., p. 93, 1888.)

34 GOBOULOFF. — Berliner klinische Wochenschrift, p. 387, 1889.

35 GOULD. — Three cases of worms simulating typhoid fever. Kingston, M. quart. III, p. 230-288, 1899.

36 GENOUD. — Recherche des œufs de vers dans les fèces. (Journal des médecins praticiens de Lyon et de la région, n° 11, p. 317-326, 30 nov. 1904.)

37 GRASSI. — Sunto preventivo delle A. Milano, 1879.

38 GRISOLLE. — Pathologie interne, p. 697, 1862.

39 GUGLIELMI (M.). — Du mode de fixation dans l'intestin d'un tænia du chien *Dipylidium caninum*. (Lyon médical, t. CV, p. 428 et suiv., 10 sept. 1905.)

40 GUIART. — Le rôle pathogène de l'*ascaris lombricoïde* dans l'intestin de l'homme. (Comptes rendus hebdomadaires des séances et mém. de la Société de biologie, t. III, p. 70, 1900.)

41 GUIART. — Le trichocéphale et les associations parasitaires. (Comptes rendus hebdomadaires des séances et mémoires de la Société de biologie, 53e année de la collection, p. 307-308, 15 mars 1901.)

42 GUIART. — Action pathogène des parasites de l'intestin. Congrès colonial français. (Comptes rendus de la section de médecine et d'hygiène coloniale, p. 217, 1901 ; Archives de médecine navale, t. XCII, n° 11, p. 376-391, 1904 ; Archives de parasitologie, t. IX, n° 2, p. 175-186, 1905.)

43 GUINARD. — Article dans Traité de chirurgie de Le Dentu et Delbet, t. VII, p. 476, 1904.

44 GUINARD. — Bulletins et mémoires de la Société de chirurgie, t. XXVI, p. 1009, nov. 1900.

45 KERMORGANT. — Lombricose et épidémies aux colonies. (Bulletins de l'Académie de médecine, série 3, t. LI, p. 338, séance du 19 avril 1904.)

46 KIRMISSON. — Des relations de l'appendice avec les vers intestinaux. (Annales de médecine et de chirurgie infantile, t. V, p. 745, 1901.)

47 KIRSCHER. — Cité par Chauveau. La théorie des contages et des épidémies jusqu'au XIXe siècle. (Arch. de parasitologie, 1900.)

48 CLAUS. — Traité de zoologie, 2e édition, fig., p. 522.

49 LABOULBÈNE. — Article dans Traité de médecine de Brouardel et Gilbert, t. IV, p. 752, 1904.

49 bis LORTET et VIALLETON. — Étude sur le Bilharzia hæmatobia et la bilharziose. (Annales de l'Université de Lyon, IX, p. 43, 1894.)

50 MARIE. — Observation sur une fièvre putride vermineuse qui a régné à Ravennes, etc. (Journal de médecine, t. XXI, p. 250, 1804.)

51 MATIGNON. — Helminthiase intestinale, régime alimentaire et appendicite en Chine. (Bulletins de l'Académie de médecine, 26 mars 1901.)

52 Metchnikoff (E.). — Note helminthologique sur l'appendicite. (Bulletin de l'Académie de médecine, série III, t. XLV, p. 301-310, 1901.)

53 Mingazzini. — Observations générales sur le mode d'adhésion des cestoïdes à la paroi intestinale. (Archives de biologie de Turin, t. XXXII, p. 342, 1899.)

54 Moinez. — Traité de parasitologie animale et végétale appliquée à la médecine, p. 364 et 398, 1896.

55 Moussu. — Discussion sur un cas de perforation de l'intestin grêle par les ascaris. (Recueil de médecine vétérinaire; Bulletins et mémoires de la Société centrale de médecine vétérinaire, t. LXXXII, n° 85, p. 163-164, 1905.)

56 Musgrave. — Bureau of govern laber biolog. Bulletin, n° 18, octobre 1904.

57 Natale. — Cité dans Centralblatt für eine Medecin, p. 317, 1899.)

58 Neveu-Lemaire. — Parasitologie animale, 2e édition, p. 9-96, 1904.

59 Nothnagel. — Wiener klinische Wochenschrift, n° 1, p. 6, 1887.

60 Œlnitz. — Note sur les relations qui existent entre les accidents appendiculaires de l'enfant et les vers intestinaux. Congrès de gynécologie, d'obstétrique et de pédiatrie, sept. 1901.

61 Petit. — Discussion sur un cas de rupture du duodénum chez un cheval. Présence d'ascarides. (Recueil de médecine vétérinaire; Bulletins et mémoires de la Société centrale de médecine vétérinaire, t. LXXXII, n° 8, p. 165, 1905.)

62 Raillet. — Traité de zoologie médicale et agricole, p. 400, 415, 479, 756, 1895.

63 Raina-Rau. — *Ascaris lombricoïdes* as a complication of typhoid fever. (Indian Medical Record, 16 mai 1900; Archives de médecine des enfants, t. II, p. 745, 1900.)

64 Raspail. — Santé et maladie, t. II, p. 483, 1889.

65 Rœderer et Wogler. — De morbo mucoso Gottingæ, p. 41, pl. 3, fig. 4, 1762.

67 SANGALLI. — Perforation de l'intestin grêle par les ascaris. Congrès de Genève, 1877.

68 SCHAUDINN. — Arbeiten aus dem Kaiserlichen Gesundhect-sammte, Bd. XIX, p. 3, 1903.

69 SCHABERG. — Cent. f. Bakt and Parasit, Bd. XIII, n° 18 à 20, 1903.

70 SCHWANKHAUS. — Appendicite et lombricose. (Amerikan Praktitionner and News, 1er janv. 1901 ; Semaine médicale, 6 mars 1901.)

71 SIKORA. — Abcès de la paroi abdominale dû à la migration des vers intestinaux. (Presse médicale, n° 17, p. 130-131, 1905.)

71 bis THÉBAULT. — Hémorrhagie intestinale et affection typhoïde causée par des larves de diptère. (Archives de parasitologie, t. IV, p. 353, 1901.)

72 TREILLE. — Discussion sur les relations de l'appendice et des vers intestinaux. (Annales de médecine et de chirurgie infantile, t. V, p. 747, 1901.)

73 WEILL. — Un cas de lombrico-typhose. (Lyon médical, XCIII, p. 341 et 342, 1900.)

74 WICHMANN (Johannes). — Ueber das Verhalten des *Trichocephalus dispar* zur Darmschleimhaut. (Inaugural Dissert., p. 9 à 16, Kiel, 1889-1890.)

TABLE DES MATIÈRES

7708 LYON.—IMP. SCHNEIDER

www.ingramcontent.com/pod-product-compliance
Ingram Content Group UK Ltd.
Pitfield, Milton Keynes, MK11 3LW, UK
UKHW012239240726
13966UKWH00003B/1176